Heilendes Olivenöl

Prof. Dr. med. Robert Gasser

Manfred Bläuel

Heilendes Olivenöl

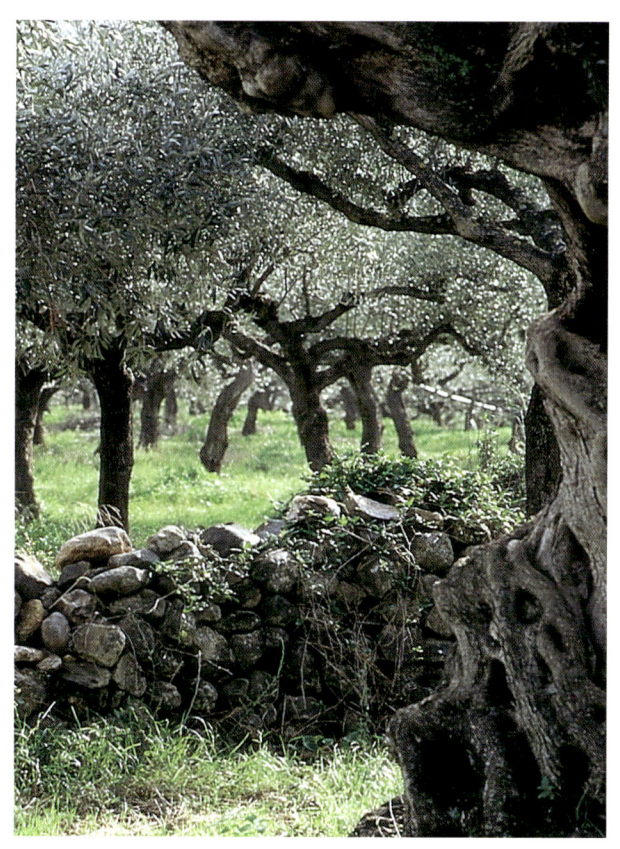

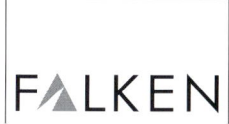

Im FALKEN Verlag sind zum ähnlichen Thema bereits erschienen:
Die Kreta-Diät (2194), Balance für Herz und Kreislauf (2660), Öl-Zieh-Kur (60391).
Sie sind überall dort erhältlich, wo es Bücher gibt.

Sie finden uns im Internet: **www.falken.de**

Dieses Buch wurde auf chlorfrei gebleichtem
und säurefreiem Papier gedruckt.

Der Text dieses Buches entspricht den Regeln
der neuen deutschen Rechtschreibung.

Besonders danke ich folgenden Personen:
Herrn Mag. Albert Wohlfahrt, Frau Karitas Mitrogogos, Frau Maria Pieper,
Herrn Nikolaos Mavroidis, meinem Bruder Fritz und seiner Frau Burgi.
Außerdem danke ich meinem Freund Prof. Dr. Dr. Robert Gasser
für die vorzügliche Zusammenarbeit.
Manfred Bläuel

ISBN 3 8068 2807 5

Umschlaggestaltung: Martina Eisele Grafik-Design, München
Layout: Horst Bachmann, Idstein
Koordination: Martina Müller; Sylvia Winnewisser, Wiesbaden
Redaktion: EDITORIAL Service GmbH Harald Rass, Schwalbach-Hülzweiler
Herstellung: Petra Becker; Peter Beckhaus, Mainz
Fotos: AKG Berlin: Erich Lessing: 6, Gilles Mermet: 26; **Manfred Bläuel**, Wien: 32; **IFA Bilder-
team:** Diaf: 34; **Johannes G. Krzeslack**, Mainz: 42; **Mauritius:** Elsen: 58; **Harry Schiffer**, Graz: 46;
FALKEN Archiv: H. Ehrhardt: 45, 51, 66, 67; TLC Foto-Studio, Velen-Ramsdorf: 38, 47, 72, 78;
alle übrigen: **Robert Hammel,** Wien
Zeichnung: FALKEN Archiv: Gerhard Scholz

Die Ratschläge in diesem Buch sind von den Autoren und vom Verlag sorgfältig erwogen und geprüft,
dennoch kann eine Garantie nicht übernommen werden. Eine Haftung der Autoren bzw. des Verlags
und seiner Beauftragten für Personen-, Sach- und Vermögensschäden ist ausgeschlossen.

Satz: Peter Beckhaus, Mainz
Reproduktion: Lithotronic, Frankfurt
Druck: Appl, Wemding

817 2635 4453 6271

Inhalt

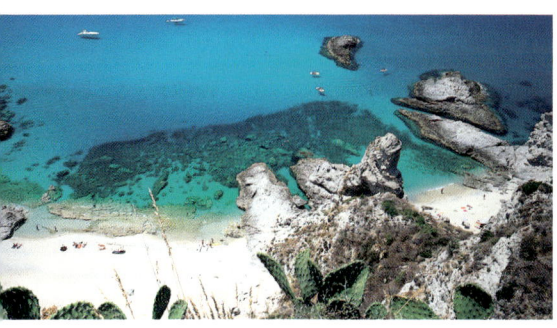

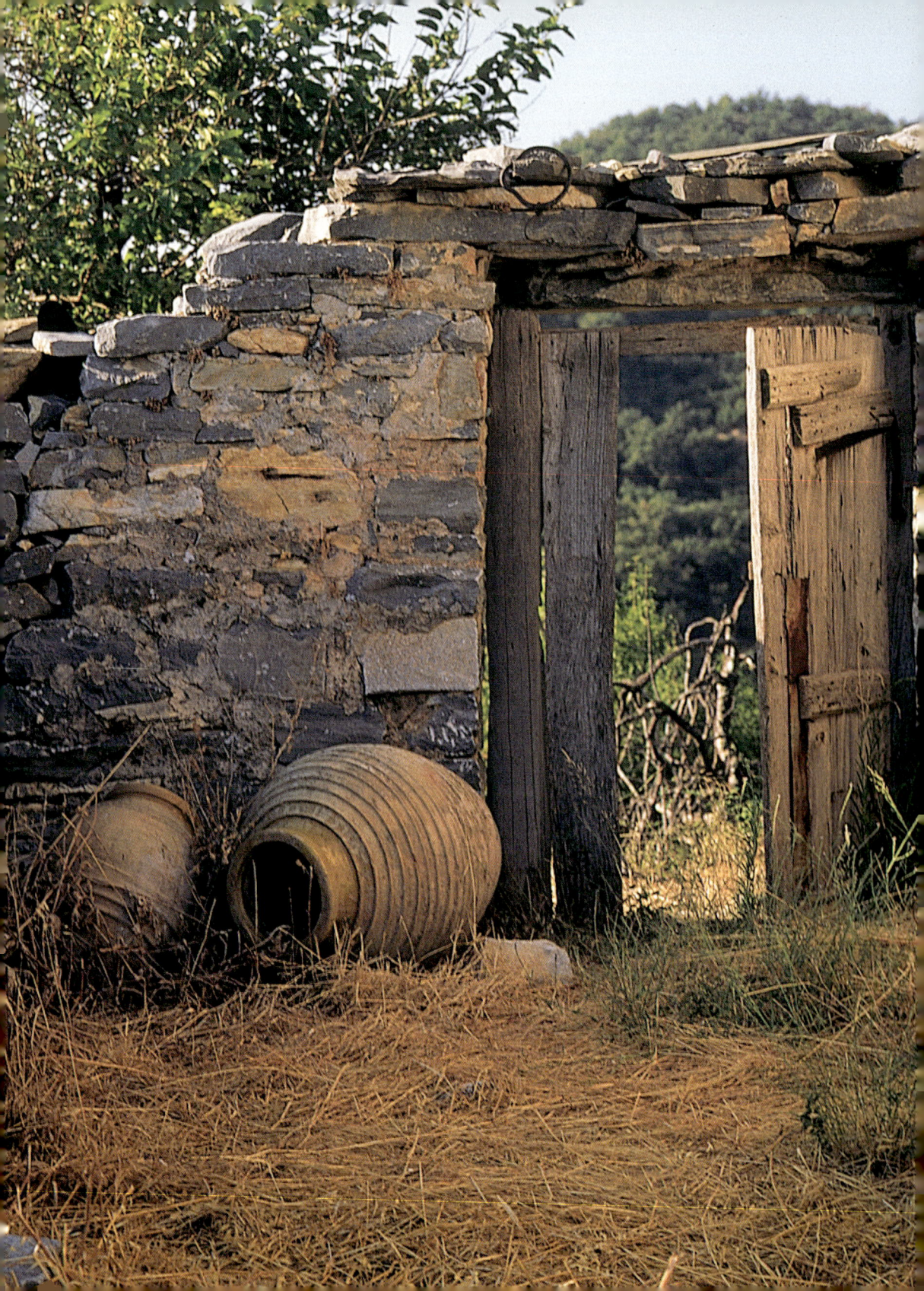

Vorwort

Dieses Buch ist eine Liebeserklärung. Eine Liebeserklärung an die wunderbarste Frucht der Welt, die Olive. Eine Liebeserklärung an das wunderbarste Öl der Welt, das Olivenöl – Symbol für uralte mediterrane Tradition, Lebenskultur, vernünftige Ernährung, Gesundheit und Genuss.

Der Olivenbaum. Aus seinen reifen Früchten fließt goldenes Öl.

Dieses Buch ist auch eine Liebeserklärung an die eigenwilligen Bewohner der Mani, eines Landstrichs im Süden der griechischen Halbinsel Peloponnes. In der Mani, wo der Olivenanbau seit Jahrtausenden die Lebensgrundlage der Menschen bildet und wo die Bauern eines der besten Öle produzieren, erleben der traditionelle Anbau und die traditionelle Herstellung des Öls gerade eine Renaissance.

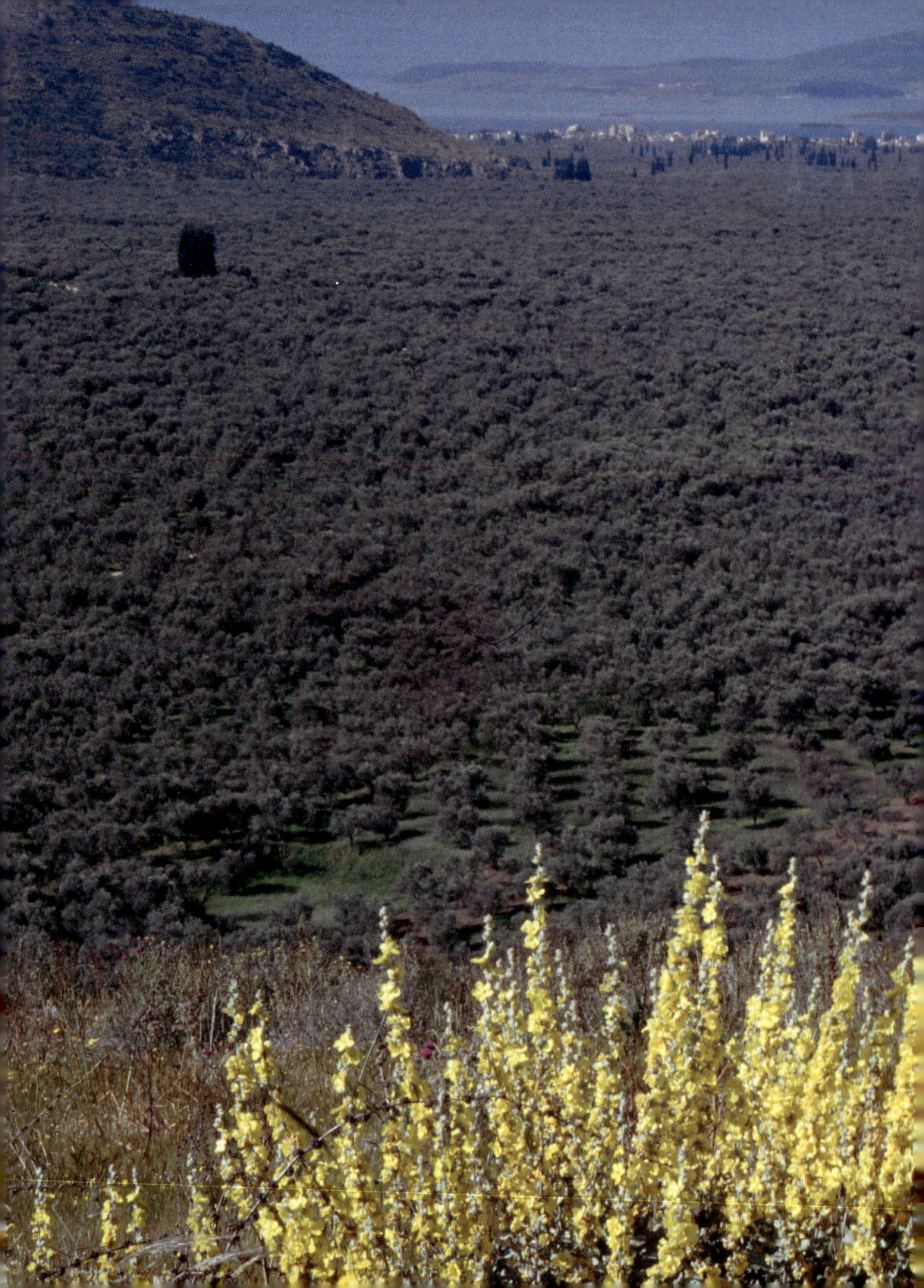

Kulturgeschichte
des flüssigen Goldes

Die große Bedeutung einer kleinen Frucht

Die Olive ist viel mehr als nur eine kulinarische Abwechslung. Der Bedeutung dieser kleinen, unscheinbaren Frucht wirklich gerecht zu werden, ist eine schwierige, aber auch faszinierende Aufgabe. Neben der Fachliteratur zu Anbau und Ernte sowie zur Herstellung des Olivenöls gibt es Kochbücher und Ratgeber für Ernährung, Gesundheit und Schönheit. Die Olive ist Gegenstand der Ernährungswissenschaft, der Medizin, der Kosmetik, der Wirtschafts- und Sozialgeschichte, ja sogar der Kunst- und Kulturgeschichte.

Das Wort Öl geht auf das lateinische oliva zurück. Bei den Griechen hieß der Ölbaum erst eleiwa, später fiel das „w" weg, eleia wurde im Lateinischen zu oliva (bzw. oleum für das Öl), und diese Bezeichnung gelangte in die Provinzen des Römischen Reiches, in denen die Olive nicht heimisch war.

Margaret Visser

Die Menschen im ursprünglichen Verbreitungsgebiet des Ölbaums, im Nahen Osten und im Mittelmeerraum, schätzten die Olive nicht

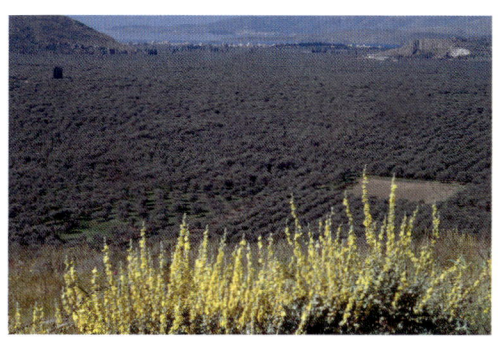

nur als unentbehrliches Grundnahrungsmittel und begehrtes Handelsgut, sondern auch wegen ihrer heilsamen Wirkung und ihrer Symbolik. Der Olivenbaum genoss ein hohes Ansehen in der Gesellschaft, Kultur und Religion der griechischen und römischen Antike, aber auch in der jüdischen, christlichen und islamischen Welt. Für die Freskenmaler im minoischen Kreta, die Vasenmaler im antiken Griechenland und auch noch für die französischen Impressionisten des 19. und frühen 20. Jahrhunderts waren die Ästhetik und Symbolik des immergrünen Ölbaumes eine künstlerische Herausforderung. Er nährte die Fantasie der Dichter und lieferte den Stoff für Legenden. Auf der Erde gibt es keine zweite Nutzpflanze, die für Kunst, Kult und Kultur so bedeutend ist wie der Olivenbaum.

links: Ebene bei Delphi

Das Fällen eines Olivenbaumes galt im antiken Athen als Frevel und die Verwüstung der Olivenhaine Attikas durch die Spartaner im Peloponnesischen Krieg (431–405 v. Chr.) wurde als Zivilisationsbruch empfunden. In den 80er- und 90er-Jahren des 20. Jahrhunderts verschärften Rodungen von Olivenbäumen durch jüdische Siedler den Konflikt zwischen Israelis und Palästinensern.

> **Der Ölbaum ist der Erste unter den Bäumen.**
> („Olea prima omnium arborum est.")
> *Lucius Junnius Moderatus*

Aldous Huxley erinnert an die symbolische Bedeutung des Kranzes aus Olivenzweigen, den die römischen Eroberer trugen, wenn sie ihre Triumphe feierten: „Der Friede, den er verkündete, war der Friede des Sieges". Der archäologische Rest dieses Sieges ist der Monte Testaccio in Rom, eine Schutthalde aus mindestens 40 Millionen Ölamphoren aus dem von Rom eroberten Spanien: Der „römische Frieden" im Mittelmeerraum brachte auch den römischen Ölimperialismus.

Noch heute beklagen viele Olivenölproduzenten aus Spanien, Griechenland und Nordafrika die ökonomische Hegemonie italienischer Händler, vor allem ihre dominante Stellung auf dem amerikanischen Markt und die Methoden, mit denen sie erreicht und behauptet wurde. Begann nicht auch Francis Ford Coppolas Filmpate Don Vito Corleone seine Karriere als Olivenölimporteur?

Der Olivenanbau im Mittelmeerraum hat ein wichtiges Stück Kontinuität im Wirtschaftsleben, in den Lebensformen und in der Kultur bewahrt. Er hat den Untergang des Römischen Reiches, die arabisch-islamische Expansion, den Niedergang von Byzanz und auch die Schwerpunktverlagerung des europäischen Wirtschaftsraumes in den Norden überdauert. Die Olivenkultur hat eine Identität über alle religiösen und nationalen Grenzen hinweg gestiftet – ein ebenso seltenes wie eindrucksvolles Beispiel der Beständigkeit und friedlichen Integrationskraft einer menschlichen Kulturleistung. Im Scheine der Öllämpchen wurden zahllose Weisheiten und Wahrheiten zu Papyrus oder Pergament gebracht – die erste islamische Universität in Tunesien hieß folgerichtig „al Zitonna", der Ölbaum.

Mort Rosenblum, ehemaliger Chefredakteur der „International Herold Tribune" und stolzer Besitzer eines Olivenhaines in der Provence, traf auf seiner Reise in die klassischen Olivenanbaugebiete Südfrankreich, Italien, Israel, Tunesien, Marokko und Griechenland stets auf die gleichen Sorgen, die gleiche Arbeit, das gleiche Ausgeliefertsein an die Launen des Wetters und des Marktes. Trotz der regionalen Unterschiede bei Anbau, Pflege, Ernte und Technik erlebte er überall die gleiche Geduld und Hingabe an den Ölbaum und seine Früchte. Diese Gleichheit ist aber keine Einförmigkeit, im Gegenteil: Wie beim Wein beeinflusst auch bei der Olive der Standort den Geschmack entscheidend, und wie beim Weintrinken nimmt man auch beim Genuss von Olivenöl die Umgebung und das Klima des Anbaugebietes mit zu sich.

Einen frühen Beleg für die – heute leidenschaftlich geführte – Diskussion um die Rolle der Nahrungsfette für die Gesundheit findet man beim französischen Historiker Fernand Braudel. In seinem Werk „Das Mittelmeer und die mediterrane Welt" zitiert er den Kardinal von Aragonien, der die hohe Zahl von Aussätzigen in Flandern und Deutschland im 16. Jahrhundert auf den landesüblichen Verzehr von Butter und Milchspeisen zurückführte. Den Anstoß zur aktuellen Fettdiskussion gab die so genannte Sieben-Länder-Studie aus den 1960er-Jahren. Sie zeigte, dass in den USA und in den Niederlanden relativ gesehen mehr Menschen an einem Herzinfarkt sterben als im Mittelmeerraum. Auf der Insel Kreta war der Anteil der Herztodesfälle ganz besonders niedrig (siehe S. 52). Zu den Hauptursachen dieses bemerkenswerten Unterschiedes musste die Ernährung gehören und man versuchte herauszufinden, was an der mediterranen Kost so gesund sei. Heute wissen wir, dass das Olivenöl zu den „Geheimnissen" der mediterranen Diät gehört. Die frohe Botschaft lautet: *Wer wie ein kretischer Bauer isst, bleibt gesünder und lebt länger.*

Wahrhaft ein göttliches Geschenk

Die ersten Tempel der Götter waren Bäume und die ersten Kultplätze heilige Haine. Der Mythos des immergrünen Olivenbaumes ist in allen Kulturen und Epochen des Mittelmeerraumes präsent. Der Ölbaum symbolisiert seit jeher geistige Erkenntnis und wirtschaftliche Macht, Zähigkeit und Überlebenswillen, seine Zweige stehen für Schönheit und Jugend und sein überall begehrtes Öl für Kraft und Langlebigkeit. Wenn Orpheus zu singen und zu spielen begann, versammelten sich die Tiere um ihn, auch Bäume und Sträucher wandten sich ihm zu. Alte Olivenbäume, deren Stämme gespalten und zerrissen sind, sehen manchmal wie alte, ausschreitende Männer aus. In Griechenland sagt man, das seien die Bäume, die Orpheus gefolgt seien.

Die heiligen Bezirke von Olympia und Delphi wurden mit Olivenbäumen bepflanzt. Die Pilger der Antike, die mit dem Schiff nach Delphi kamen, wanderten, bevor sie das Heiligtum betraten, durch einen Olivenhain. Den Tempel des Zeus in Olympia, der zwischen 468 und 457 v. Chr. gebaut wurde und zu den Sieben Weltwundern der Antike zählte, hat der antike „Reiseschriftsteller" Pausanias so beschrieben: „Der Tempel ist im dorischen Stil gebaut und außen mit einer Säulenhalle umgeben. Das Material ist heimischer Muschelkalk. Auch innerhalb des Tempels sind Säulen, oben Säulengalerien, von denen aus man das Kultbild des Zeus betrachten kann. Der

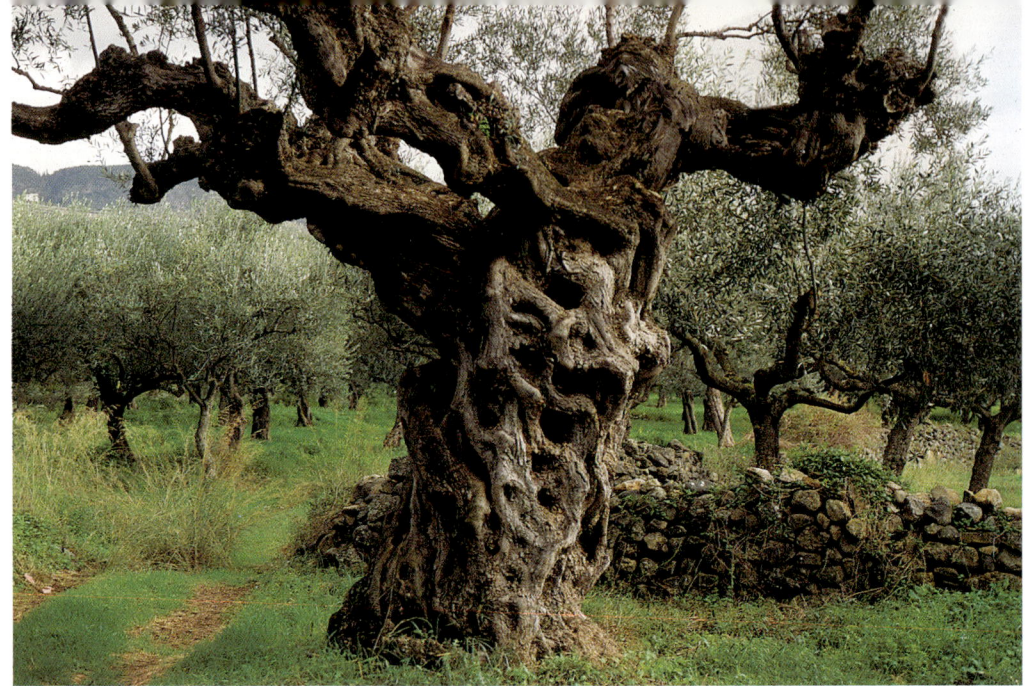

Alter Olivenbaum in Stoupa

Boden vor dem Kultbild ist nicht von weißem, sondern schwarzem Marmor. Rings um die schwarze Platte läuft eine Einfassung von parischem Marmor, um das ausgegossene Öl aufzufangen. Denn zur Erhaltung des Bildes ist Öl erforderlich, das verhindert, dass das Elfenbein in der sumpfigen Altis Schaden leidet. Rechts hinter dem Opisthodom (der rückwärtigen Halle des Zeustempels) wächst ein Ölbaum, der Kallistephanos, der ‚Ölbaum der schönen Kränze'. Es ist üblich, denen, die olympische Siege erlangen, von ihm Kränze zu geben."

Der Olivenbaum ist wahrlich das größte Himmelsgeschenk.

Thomas Jefferson

Der Ölbaum (als Gattung) war Athene geweiht, der Schutzgöttin der Stadt Athen. Sie hatte diese ehrenvolle Funktion durch eine Abstimmung der Bürger erhalten. Das Votum war notwendig geworden, da auch Poseidon, der Gott des Meeres, Athen als seine Stadt reklamierte. Göttervater Zeus schlug diplomatisch vor, dass derjenige Schutzgott der Stadt werden sollte, der ihren Bewohnern das wertvollere Geschenk machen würde. Die Bürger sollten selbst entscheiden. Poseidon schlug mit seinem Dreizack auf jenen Felsen, auf dem später die Akropolis stehen sollte, und ließ eine Salzquelle sprudeln. Athene aber verstand es, die Bürger für sich einzunehmen, indem sie ein schlichtes Bäumchen – den Ölbaum – pflanzte. Zur Erinnerung an die Auseinandersetzung der Götter wurde auf der Akropolis das Erechteion errichtet, ein beiden Göttern gemeinsam geweihtes Heiligtum mit einem Ölbaum und einem Meerwasserbrunnen.

Der Geschichtsschreiber Herodot berichtet vom Ölbaumwunder, das sich nach der Verwüstung des Erechteions durch die Perser ereignete. Der Perserkönig Xerxes hatte das Heiligtum auf der Akropolis niederbrennen lassen. Vom Ölbaum der Athene stand nur noch ein verkohlter Stumpf. Aber schon zwei Tage nach dem Brand sahen einige Athener, dass dem Ölbaum der Athene ein neuer Trieb von ungefähr 50 cm Länge entsprossen war! An dieses Ölbaumwunder erinnert der Dichter Sophokles in seinem Preislied auf Athen: „Ein Gewächs, nie alternd, sich selbst entsprossen, der Stolz dieser heimischen Fluren, grauschimmerndes Laub des ewig zeugenden Ölbaums."

Das „Ölbaumwunder" ereignet sich auf dem Peloponnes fast jedes Jahr: Nachdem einer der spätsommerlichen Brände einen Olivenhain verheert hat, beginnt der Zweig schon wieder zu grünen.

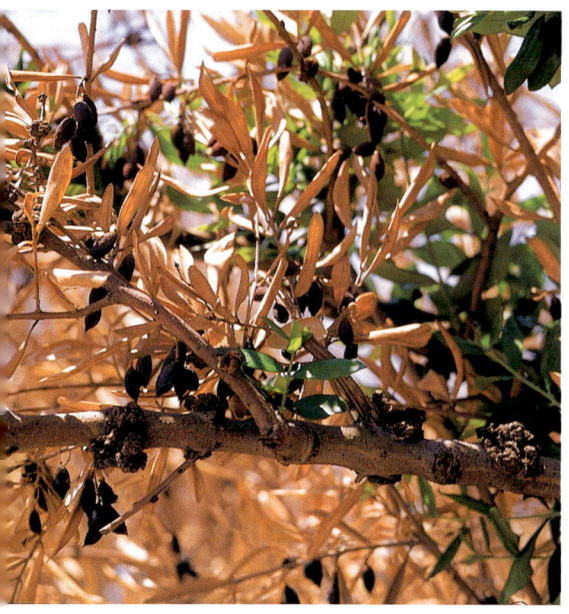

Öl für Sportler, Helden, Greise, Priester und Könige

Die ersten Olympischen Spiele wurden 776 v. Chr. in Olympia gefeiert. Der elische König Iphitos soll sie veranstaltet und zum Schutz der Athleten und Zuschauer mit den umliegenden Staaten den „Olympischen Frieden" vereinbart haben. Das Jahr 776 v. Chr. wurde zum ersten Jahr der griechischen Zeitrechnung, die im Vierjahresrhythmus – der „Olympiade" – zählte.

Der Sieger des olympischen Wettkampfs erhielt damals einen Kranz vom „schön kränzenden Ölbaum" (Kallistephanos), der beim Tempel des Zeus stand. Ein Knabe, dessen Eltern noch lebten, schnitt die Zweige ab, aus denen die Kränze geflochten wurden. Der Odendichter Pindar schrieb über diese altgriechische „Goldmedaille": „Den Sieger umkränzt mit heiterer Wonne der Ölzweig für den Rest des Lebens. Dieser nimmer weichende Schmuck ist das Höchste, was irgendeinen Sterblichen krönt."

Im Sport war das Olivenöl mit von der Partie: In den Gymnasien und Palästren, in den Sporthallen und auf den Übungsplätzen der Ringer also, wurden die trainierenden Jünglinge mit Öl eingerieben und massiert, um die Geschmeidigkeit ihrer Muskeln zu fördern. Die Massagen wurden vor und nach den Übungen verabreicht. Die Athleten rieben sich auch selbst oder gegenseitig mit Öl ein. Dafür gab es ein spezielles Besteck aus Bronze: Es bestand aus einem kleinen, runden, mit Olivenöl gefüllten Fläschchen, dem Arymballos, einem Striegel zum Abschaben von Öl, Schweiß und Staub sowie einem Pfännchen, das wohl für die Aufnahme des Ölschweißes bestimmt war.

Wie es auf den Trainingsplätzen zuging, schilderte der Satiriker Lukian in ironischer Form durch den Mund eines ungebildeten Skythen, der als Tourist aus dem Norden nach Griechenland gekommen war: „Was soll das alles, was die jungen Leute hier machen? ... Anfangs und sobald sie sich ausgezogen haben, schmieren sie sich gegenseitig mit Fett ein und streicheln sich, als ob sie die besten Freunde wären; aber auf einmal, weiß der Himmel, was über sie kommt, rennen sie gegeneinander und stoßen die Stirnen zusammen wie die Schafböcke – und wenn einer den andern aus dem Gleichgewicht gehoben und zu Boden geworfen hat, lässt er ihn nicht wieder aufstehen, sondern stürzt sich mit seiner ganzen Schwere über ihn und drückt ihn mit aller Kraft in den Kot hinein. ... Was soll aber nur das Öl, womit sie sich alle einreiben? Wohl dass sie besonders schmutzig werden und völlig mit Dreck überzogen. Dazu kommt dann noch der viele Schweiß, und das alles macht sie so schlüpfrig, dass es ein ordentlicher Spaß ist, sie einander wie die Aale aus den Händen schlüpfen zu sehen."

Seit 560 v. Chr. feierten die Athener alle vier Jahre im Juli zu Ehren ihrer Stadtgöttin Athene ihre großen Panathenäen. Der Festzug, der zum Tempel auf die Akropolis führte, ist auf dem Parthenonfries dargestellt. Einige Platten dieses

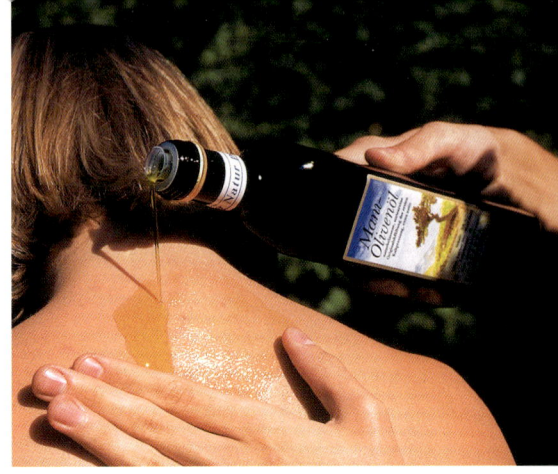

Olivenöl zum Massieren

Schöne und gesunde Haut mit Olivenöl: Beim Massieren nimmt die Haut die heilkräftigen Substanzen des Öls besonders gut auf. Das einmassierte Öl fördert die Durchblutung und steigert das Wohlbefinden. Olivenöl ist eine hervorragende Trägersubstanz für ätherische Öle, schützt und glättet die Haut und bewahrt vor trockenen Lippen. Um Schwangerschaftsstreifen vorzubeugen, empfiehlt es sich, die entsprechenden Körperpartien ab dem 3. bis 4. Monat zur Unterstützung der sich dehnenden Haut regelmäßig mit Olivenöl einzureiben.

Frieses sind im Akropolis-Museum ausgestellt, darunter auch eine mit sieben Greisen, die den Ölzweig tragen. Nicht nur ausgesucht schöne Jünglinge und Mädchen, sondern auch die schönsten Greise durften im Festzug den Ölzweig tragen. Man unterstrich damit, „dass Schönheit in jedem Alter zu finden ist", wie der antike Schriftsteller Xenophon schrieb.

Aus dem alten Griechenland sind zahlreiche weitere „Olivenbräuche" überliefert: Am Tag der

Hochzeit, die im Haus des Brautvaters stattfand, wurde dieses mit Oliven- und Lorbeerzweigen geschmückt. Wenn dem Paar ein Knabe geboren wurde, befestigte man einen Olivenzweig über der Tür, bei einem Mädchen einen Wollfaden. Als Apoll auf der Kykladeninsel Delos zur Welt kam, vergoldeten sich der Legende nach die Blätter eines Olivenbaumes auf der Geburtsinsel des Gottes.

Die Zusammensetzung der Fettsäuren von natürlichem Olivenöl ist der von Muttermilch sehr ähnlich. Es wird daher auch von Kleinkindern sehr gut vertragen und verwertet. Es beugt Mineralstoffmangel vor, fördert und stärkt den Knochenbau und eignet sich auch vorzüglich zur Babypflege (siehe S. 64 ff.).

Der griechische Dichter Homer vermittelt uns an zahlreichen Stellen seines Werkes, dass alles, „was von Öl glänzte", zu kultischen Zwecken sowie zur Repräsentation von Herrschaft, Wohlergehen und Prachtentfaltung geeignet war. Ein schönes Beispiel ist der Empfang des jungen Telemach durch den greisen König Nestor: „Als in der Frühe die rosenfingrige Eos herauskam, erhob sich Nestor von seinem Lager, trat aus der Burg und setzte sich auf die geglätteten Steine vor dem hohen Tor des Palastes; weiß und von Öl glänzend waren sie." Gemäß der Sitte war der Gast vor dem Empfang gebadet und gepflegt worden: „Ihn hatte Polykaste, die jüngste Tochter des Königs, gebadet und glänzend eingeölt, hatte ihm einen bestickten Mantel umgelegt, dass er prächtig aussah wie ein Gott."

Machen Sie es wie die Griechen: Ein Bad mit etwas Olivenöl und Kräuterzusätzen oder ätherischen Ölen entspannt und belebt die Sinne. Geben Sie Olivenöl nativ extra in ein dunkles Glasgefäß, dazu Ihre Lieblingskräuter (getrocknet) oder ein paar Tropfen ätherisches Öl und lassen Sie diese Mischung ca. 2–3 Wochen verschlossen ziehen (Kräuter danach abseihen). Auch als Massageöl oder zur Pflege der Haut nach dem Duschen geeignet. Für ein Vollbad genügen einige Esslöffel.

Im Alten und im Neuen Testament findet man über 200 Bezüge auf Olivenöl und den Ölbaum. Die Juden verwendeten das hoch geschätzte Olivenöl, um Könige, Priester und Sakralbauten zu weihen. „Messias" bedeutet „der Gesalbte" und „Gethsemane", der Ort des Zwiegesprächs zwischen Gottvater und Sohn nach dem Abendmahl, heißt „Ölkelter". Noch heute ist der hebräische Ausdruck für „reines Olivenöl" gleichzeitig eine Umschreibung für einen guten Menschen. An Festtagen hatten die Menschen ölglänzende Gesichter; ein Gesicht, das nicht glänzte, war ein Zeichen von Trauer.

Das christliche Europa setzte die Tradition der Königssalbung fort: Als Chlodwig, der erste König der Franken, nach seiner Taufe im Jahre 482 gesalbt wurde, erschien der Legende nach eine Taube vom Himmel und brachte ein Fläschchen Öl für den feierlichen Ritus. Dieser Flakon wird heute noch in der Basilika des Saint Remis in Reims aufbewahrt und hat seit Chlodwig zur Salbung von 34 weiteren französischen Monarchen gedient.

Das Mittelmeer –
Wiege der Olive

„Wir wohnen nur in einem kleinen Teil der Erde von Phasis bis zu den Säulen des Herakles, ringsum das Meer, so wie Ameisen oder Frösche um einen Tümpel herum." Das von Platon hiermit bezeichnete Gebiet reicht von der Ostküste des Schwarzen Meeres bis nach Gibraltar. Es bildet eine einheitliche klimatische Region mit Regen im Winter und langer Trockenheit im Sommer. In den Küstenebenen und auf den weiten Flächen des Binnenlandes liefert es Getreide, Gemüse und Früchte, besonders Wein und Oliven. Der hier überall verbreitete Anbau von Oliven ist einer der wichtigsten Schlüssel zur Lebensweise der Menschen im Mittelmeerraum. Fernand Braudel bezeichnete das Mittelmeer der Olivenhaine als das „wahre, eigentliche Mittelmeer". Der Olivenanbau steht im Zentrum der klimatisch und historisch gewachsenen landwirtschaftlichen Kultur dieses Raumes, die auf der „Dreifaltigkeit" Getreide, Oliven und Wein beruht.

> **Der Olivenanbau steht im Zentrum der landwirtschaftlichen Kultur des Mittelmeerraumes, die auf der „Dreifaltigkeit" Getreide, Oliven und Wein beruht.**

Der Olivenbaum gedeiht auch in der Trockenheit des Sommers, und obwohl seine Aufzucht nicht sehr arbeitsintensiv ist, braucht er doch ständige Betreuung und Pflege. Auch muss man genügend Geduld aufbringen, da der Baum in den ersten zehn bis zwölf Jahren noch keine Früchte trägt. Der Ölbaum ist damit auch ein Symbol sesshafter Lebensweise. Ohne den Anbau von Oliven hätte es die griechisch-römische Zivilisation in ihrer typischen Ausprägung wohl nicht gegeben: Die regelmäßige Betreuung, die der Baum braucht, lässt zwar eine nomadische Lebensform nicht zu, der Olivenanbau erfordert aber einen nicht so hohen sozialen Organisationsgrad wie die auf komplizierten Bewässerungsanlagen beruhenden Hochkulturen der Ägypter und Mesopotamier. Diese erwiesen sich als sehr störungsanfällig, wenn die zentrale Leitung zusammenbrach. Dann verwandelten sich die Flusstäler in langfristig unbewohnbares Ödland, während die antiken Trockenanbaugebiete sich relativ schnell wieder von Naturkatastrophen und kriegerischen Verwüstungen erholten. Auf Olivenanbau basierende Kulturen besaßen die für das Überleben der Menschen wichtige Verbindung von Kontinuität und Flexibilität.

Die Bewohner des Mittelmeerraumes kämpften immer schon gegen eine fundamen-

Blüte, Reife und Ernte der Olive: ein natürlicher Prozess, der Zivilisationen begründete.

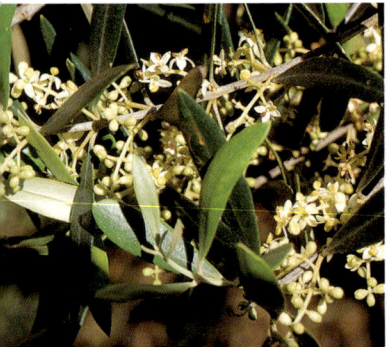
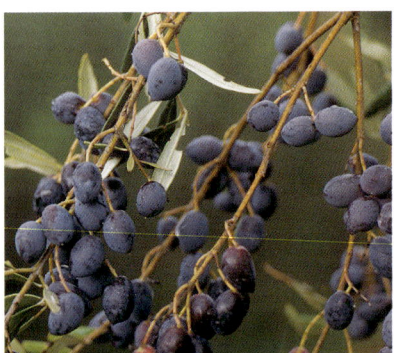
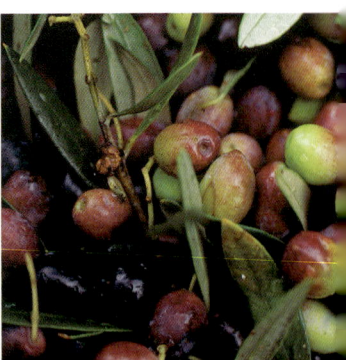

tale Armut, denn ihre Lebensbedingungen sind trotz mancher – scheinbarer oder realer – Vorteile im Grunde unsicher. Das freundliche Klima, das der Mittelmeerreisende schätzt, kann zuweilen auch hart und sogar mörderisch sein. Die lebensfeindlichen Aspekte dieses Klimas haben vor allem mit der ungleichmäßigen Verteilung der Niederschläge über das Jahr zu tun. Im Sommer ist es oft monatelang trocken. Aber es regnet auch viel am Mittelmeer, allerdings nur im Herbst, Winter und Frühling. Selbst in Südgriechenland gibt es manchmal verheerende Regenfälle. Ein Bauer aus der Mani schilderte ein solches Unwetter, das er in seiner Jugend erlebt hatte: „Im Jahr vor dem Krieg hatten wir so viel Regen, dass alle Pflanzen fortgespült wurden, alle Bäume, jedes Fleckchen Erde. Die Felsen waren bis auf die Knochen blank gewaschen. Der Regen hat sogar die Friedhöfe ausgeräumt und Schädel und Knochen und Rippen kilometerweit über den Berghang verstreut!"

Olivenöl gegen Husten und Bronchitis: Zehn Tropfen ätherisches Eukalyptusöl mit fünf Esslöffeln Olivenöl mischen und damit den ganzen Brustkorb mehrmals täglich einreiben.
Oder: Vier Esslöffel Zitronensaft mit vier Esslöffeln Olivenöl in einem Fläschchen mischen und davon stündlich ein Schlückchen nehmen.
Oder: Zwei Zehen jungen, frischen Knoblauch zerdrücken, diese Masse in zwei Esslöffel Olivenöl verrühren und Zitronensaft dazugeben. Davon dreimal täglich einen Teelöffel nehmen.

Ein weiterer Nachteil des Mittelmeerraums ist die Beschaffenheit seines Bodens, der verödet, sobald er nicht mehr durch Anbau geschützt ist: Die Wüste lauert dem Ackerland auf, und wenn sie es einmal an sich gerissen hat, entlässt sie es nicht mehr aus ihren Fängen. Es grenzt schon an ein Wunder, wenn es durch landwirtschaftliche Arbeit gelingt, diesen Boden zu erhalten oder gar zurückzugewinnen. Deshalb ist der Olivenanbau wichtig für die Erhaltung der Kulturlandschaft: Er schützt vor der Erosion durch Winde und vor der Ausschwemmung durch Regen. Darüber hinaus hat die Olivenkultur auch eine soziale Funktion: Das Ernten der Oliven und die Erzeugung von Öl stiften eine soziale Gemeinsamkeit, die auch heute noch in Bräuchen und Festen ihren Ausdruck findet. Noch wichtiger aber: Der Olivenanbau sorgt für das notwendige Einkommen und dämmt sowohl die Landflucht als auch die Auswanderung in die nördlichen Industrieländer ein.

Der Siegeszug der Olive

Viele Überlieferungen und Ausgrabungen verweisen auf den Osten des Mittelmeerraumes als die ursprüngliche Heimat der Olivenkultur. Nach Andrew Baldy gab es im Nahen Osten bereits in der Jungsteinzeit wilde Ölbäume. Auch in Griechenland kamen sie in freier Natur vor, wie entsprechend alte Kerne einer wilden Olivenart beweisen, die in Thessalien gefunden wurden. Der Siegeszug der Olive nahm also, etwa 5 000–1 400 v. Chr., seinen Ausgang von Palästina, Syrien und Kreta. Ihren ersten Höhepunkt dürfte die Olivenkultur zwischen 2 000 und 1 400 v. Chr. erreicht haben. Ein Zentrum war das minoische Kreta.

Der Gebrauch von Tafel- oder Speiseoliven ist durch einen archäologischen Fund aus der Umgebung von Zakros im östlichen Teil Kretas belegt: In einem alten Brunnenschacht wurde dort ein Behälter mit Tafeloliven entdeckt, die 3 500 Jahre alt waren und möglicherweise zur Beschwichtigung der Götter geopfert wurden.

> **Seit Jerichos Mauerbau und dem antiken Griechenland ölen Oliven das Getriebe der Zivilisation.**
> *Mort Rosenblum*

Verlässliche Zeugnisse für die planmäßige Kultivierung und Nutzung der Olive im Raum der Ägäischen Inseln sind Ölpressen aus dem frühen 2. Jahrtausend v. Chr. Pollenfunde aus verschiedenen Regionen des antiken Griechenlands deuten auf eine weite Verbreitung der Olivenkultur hin. In den Palästen von Knossos, Mykene und Pylos wurde Olivenöl auch zur Herstellung von Parfümöl verwendet, wobei allerdings wilde Olivenarten bevorzugt wurden. In Pylos brachten Ausgrabungen 51 Tontäfelchen ans Licht, die Angaben über Empfänger und Bestimmungsorte von Ölsendungen sowie über die qualitative Einstufung des Öls und die Liefermengen enthalten.

Durch Handelsbeziehungen und wohl auch durch die Weitergabe der Technik des Olivenanbaus und der Ölgewinnung dehnten sich die Anbaugebiete nach und nach auf die heutige Süd- und Westtürkei, Zypern und Ägypten sowie in größerem Ausmaß auch auf das griechische Festland aus. Der Anbau und die Nutzung der Oliven veränderten das Leben der Menschen beträchtlich. Abgesehen von seiner Verwendung als Brennstoff und Kosmetikum und der damit verbundenen kultischen Bedeutung nahm das Olivenöl in der antiken mediterranen Küche eine Sonderstellung ein: Zwar gab es damals schon Pflanzenöle, doch nur Olivenöl wurde regelmäßig zur Speisezubereitung verwendet. Bei einfachen Zwischenmahlzeiten diente es auch als einzige Beikost, die ähnlich wie unsere Butter oder Margarine das Hinunterschlucken des Brotes erleichtert.

Ölamphoren im minoischen Knossos bezeugen eine hoch entwickelte Olivenkultur.

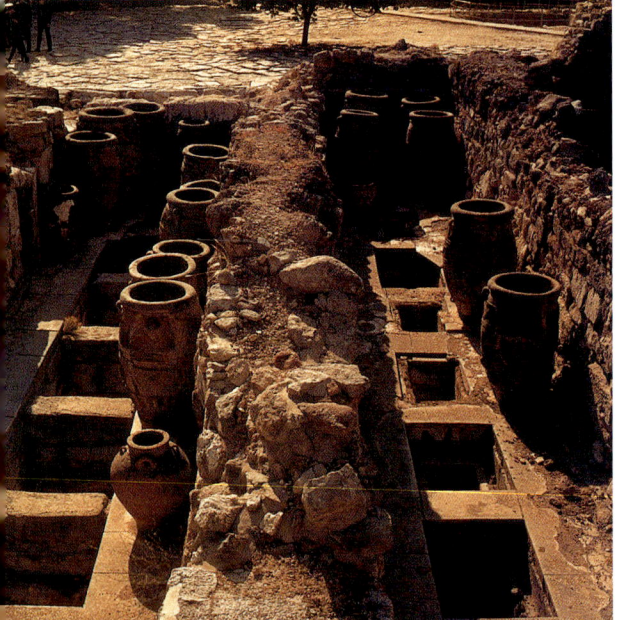

Öl – Wohl und Wehe der Hellenen

Die Olivenanbauzentren des antiken Griechenlands waren Attika mit Athen und Marathon, dann Delphi, Olympia und Mykene, außerdem Sparta, Gebiete in Thessalien, der Parnass, die Gegend bei den Thermopylen und von den Inseln besonders Rhodos, Samos und Lesbos, die Kykladen, Zypern, Kreta und im Westen Korfu. In Attikas gab die Kargheit des Bodens den Anstoß zum Olivenanbau: Ein Drittel der Fläche des antiken Attika war für den Anbau von Getreide und Gemüse ungeeignet, der Rest war durch Entwaldung, Trockenheit und rasche Erosion infolge winterlicher Überschwemmungen in seinem Wert gemindert. Die attischen Bauern der Antike scheuten keine Mühe: Sie sammelten Quellwasser in Behältern, versahen die Flussläufe mit Deichen, um sich gegen Überschwemmungen zu schützen, und legten Sümpfe trocken, um wertvolle Humusböden zu gewinnen. Sie gruben Tausende von Bewässerungskanälen und ließen das Land jedes zweite Jahr brachliegen, damit es seine Kraft wiedererlange.

Trotz all dieser Mühe erzeugte Attika kaum genügend Nahrungsmittel, um auch nur ein Viertel seiner Bevölkerung zu ernähren. Ohne Nahrungsmittel-Einfuhren wäre Athen zur Zeit des Perikles (um 450 v. Chr.) verhungert. Die Abhängigkeit von Getreideimporten war eine der Ursachen des griechischen Expansionsdrangs und auch des Baus einer mächtigen Flotte. Außerdem versuchte man, den spärlichen Getreideertrag durch reichliche Oliven- und Traubenernten wettzumachen. Hänge wurden terrassiert und bewässert. Zur Zeit des Perikles bedeckten Ölbäume schon viele Gegenden Griechenlands. Zuvor hatte sich vor allem Peisistratos mit seiner Subventionspolitik um die Einführung und Ausbreitung der Olivenwirtschaft verdient gemacht. Da der Olivenbaum zehn bis zwölf Jahre braucht, bis er erste Früchte trägt, wäre er ohne staatliche Subventionen vielleicht niemals auf attischem Boden gewachsen.

Neben dem beträchtlichen Eigenverbrauch als Tafelfrucht, Speiseöl, Lampenbrennstoff, Heilmittel und Kosmetikum entwickelte sich der Export von Olivenöl zu einem wichtigen Zweig der Athener Wirtschaft. Davon zeugt auch Athenes mit Olivenzweigen geschmücktes Haupt auf dem Tetradrachmon, der Hauptwährung der antiken Welt im 5. vorchristlichen Jahrhundert. Auf der Rückseite dieser Münze ist die Athener Eule mit einem Frucht tragenden Ölzweig abgebildet. Der Tetradrachmon symbolisiert auf diese Weise die wirtschaftliche Macht Athens, deren Grundlage das Olivenöl bildete.

Schon im 8. Jahrhundert v. Chr. hatten die Griechen aus politischen und wirtschaftlichen Gründen damit begonnen, ihr Einflussgebiet auszudehnen und durch Gründung von Kolonien zu festigen. Dabei wurden der Ölbaum, das Wissen um seine Aufzucht und die Technik der Ölgewinnung in großem Umfang in den Küstengebieten Kleinasiens, Unteritaliens, Siziliens, Südfrankreichs und Nordafrikas eingeführt und

Da der Olivenbaum mindestens zehn Jahre braucht, bis er erste Früchte trägt, wäre er ohne staatliche Subventionen vielleicht niemals in Attika gewachsen.

dort bereits bestehende Ölbaumkulturen intensiviert.

Auch in den nachchristlichen Jahrhunderten, als längst schon die Römer und später die Byzantiner den Ton in Süd- und Osteuropa angaben, produzierten die Griechen noch große Mengen an Olivenöl, vor allem auf dem Peloponnes und auf Kreta. Zur Zeit der osmanischen Herrschaft (ab dem 15. Jahrhundert) litten die griechischen Landwirte unter einer drückenden Steuerlast. Die Ölproduktion blieb weiterhin erhalten, auf Kreta wurde der Anbau sogar noch erweitert. Nach einer Zählung von 1855 standen in Griechenland 3 Millionen fruchtbare Ölbäume, heute sind es 120 Millionen! Doch manche feudale Strukturen, die ihren Ursprung in der Osmanenzeit haben, bestehen noch bis heute fort. So hängen viele Kleinbauern auf Gedeih und Verderb von Zwischenhändlern ab, stehen bei Banken in der Schuld oder werden von lokalen Eliten beherrscht.

Brot, Spiele und Öl – Olivenanbau im Römischen Reich

Eine weitere Ausbreitungsphase der Olivenkultur ist den Römern zu verdanken. Sie sorgten nicht nur für den Ausbau der Ölbaumpflanzungen auf dem italienischen Stiefel und in Sizilien, sondern betrieben den Anbau im ganzen Mittelmeerraum inklusive Spanien und Nordafrika in zuvor nie gekannten Dimensionen. Der Eigenbedarf der Stadt Rom stieg ständig, sodass unterworfene Völker ihren Tribut auch in Form von Öllieferungen leisten mussten.

Wie Brot, Käse und Wein war Olivenöl ein Grundnahrungsmittel für alle Bevölkerungsschichten. Man verwendete es zum Kochen und Braten, zum Anrichten von Gemüse sowie als Bestandteil von Saucen und anderen Speisen.

> Ein Rezept aus dem alten Rom: Gemüse zum Käse aus weißen, schwarzen und scheckigen Oliven mache so: Aus weißen, schwarzen und gesprenkelten Oliven wirf die Kerne heraus. Mache sie so ein: zerschneide sie selbst, gib dazu Öl, Essig, Koriander, Kümmel, Fenchel, Raute, Minze; tue es in ein irdenes Tönnchen; das Öl soll darüber stehen. So genieße es. *(Cato, De rei rustica)*

Olivenöl war bei den Römern auch das wichtigste Mittel der Körperpflege: Beim Bad in den Thermen und bei den gymnastischen Übungen, die dem Bad vorausgingen, waren die Ampulla olearia, das Ölfläschchen, sowie die Strigilis, das Schabeisen, mit dem Staub, Schweiß und Sand vom Körper entfernt wurden, unverzichtbare Accessoires. Olivenöl bildete die Grund-

Mit Oliven wurden früher die Götter beschwichtigt.

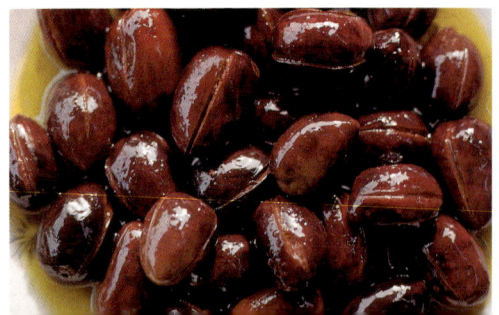

lage der parfümierten Salben, mit denen man sich nach dem Baden eincremte. Beliebt war es auch als Sonnen- und Kälteschutz.

Der dritte große Anwendungsbereich des Olivenöls war die Heilkunde. Es wurde unter anderem als Arznei gegen Kopfschmerzen oder Mundgeschwüre, als blutstillendes Mittel oder als Heilsalbe gegen verschiedene Nesselstiche verwendet. Daneben diente das Öl auch zur Beleuchtung. Für Öllampen wurde allerdings ein Öl minderer Qualität verwendet.

> Das morgendliche Spülen des Mundraumes mit kaltgepresstem Olivenöl fördert die Entgiftung des Körpers. Das Zahnfleisch wird glatter und straffer und das Immunsystem wird gestärkt. Lassen Sie einen kräftigen Schluck Olivenöl einige Minuten lang zwischen den Zähnen hin- und herziehen, gurgeln Sie damit und spucken Sie es dann aus.

Wegen seiner vielfältigen Verwendungsmöglichkeiten wurde Olivenöl auch im Römischen Reich zu einem Wirtschaftsfaktor ersten Ranges: Mit diesem Massengut waren ähnlich profitable Geschäfte zu machen wie mit Getreide oder Wein. Die Olearii (Ölhändler) unterhielten ein dichtes Vertriebsnetz im ganzen römischen Imperium. Allein im Stadtgebiet Roms zählte man 2000 Mensae oleariae bzw. Öltheken!

Einen deutlichen Aufschwung nahm die römische Ölwirtschaft, nachdem Rom Karthago, seinen Hauptgegner im Mittelmeerraum, im Drit-

ten Punischen Krieg (149–146 v. Chr.) endgültig besiegt hatte. Viele Bauern, die das Hauptkontingent der römischen Streitkräfte stellten, hatten während der langen Kriege Haus und Hof vernachlässigt und waren, verschuldet und von ihrer bäuerlichen Arbeit entfremdet, nach Rom gezogen, wo sie die städtische Unterschicht verstärkten. Großgrundbesitzer legten unterdessen mit Billigung der Behörden riesige Oliven- und Weinplantagen an, die von Sklaven und Saisonarbeitern bewirtschaftet wurden. Diesen großen landwirtschaftlichen Betrieben (Latifundien) mit Gewinn versprechender Monokultur wurden die verlassenen kleinen und mittleren Höfe einfach zugeschlagen.

Diese „Bodenreform" erfasste auch die neu gewonnenen Provinzen des Römischen Reiches: Nach den Punischen Kriegen begann im nordafrikanischen Djerba die lange Geschichte des Ölexportes nach Italien. Die Römer bedeckten die Insel mit Olivenbäumen und bauten einen 5 km langen Brückendamm zum Festland. Auch dort legten sie – auf einer Länge von über 500 km bis an den Golf von Tunis – Olivenhaine an. Mit diesem Ölhandel verdienten die römischen Kolonialherren große Reichtümer, die sie zum Teil in Villen aus Marmor, prachtvolle Bäder und herrliche Gärten steckten. In jener Zeit wurden Strukturen und Abhängigkeiten geschaffen, die heute noch bestehen: Italien ist nach wie vor der Hauptabnehmer des ausgezeichneten tunesischen Olivenöls, das leider oft als Verschnitt mit anderen Ölen und mit italienischen Etiketten versehen auf dem Markt kommt.

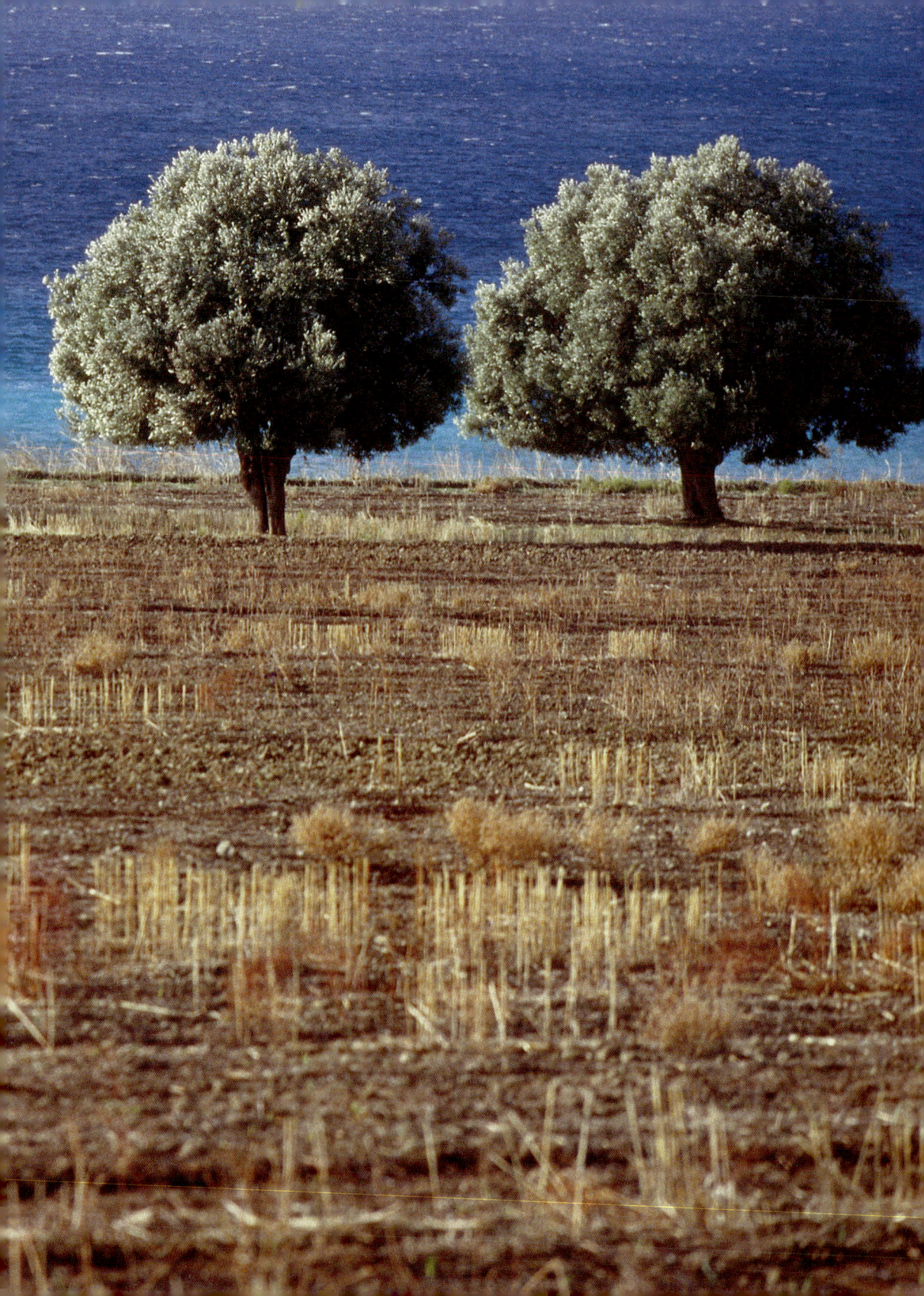

Baum

des Lebens

Anbau und Pflege

Der Oliven- oder Ölbaum, botanisch *Olea europea*, gehört zu jener Gattung von Blütenpflanzen, die als Oleales bezeichnet werden. Als Vorfahre oder Stammpflanze gilt allgemein der wilde Ölbaum oder Oleaster *(Olea europea var. silvestris)*. Dessen Früchte sind winzig, schmecken bitter und geben nur wenig Öl. Der kultivierte Ölbaum *(Olea europea var. sativa)* dagegen hat Früchte mit hohem Ölgehalt. Seine Zweige sind dornlos und seine Blätter groß und lanzettförmig.

Über das Alter, das Olivenbäume erreichen können, gibt es die verschiedensten Angaben. Einige hundert Jahre alte Bäume sind jedenfalls keine Seltenheit. Junge Bäume haben noch schlanke Stämme mit einer eher glatten, silbergrauen Rinde. Mit zunehmendem Alter entwickelt der Ölbaum Individualität, man könnte auch sagen Charakter. Die Stämme werden immer unförmiger, riffeliger und knorriger. Ein alter Baum wird innen hohl, man kann seine Jahresringe nicht zählen. Im Stamm finden sich meistens Löcher von abgestorbenen Ästen. Jeder Baum ist ein Individuum, gezeichnet von seinem Kampf ums Überleben.

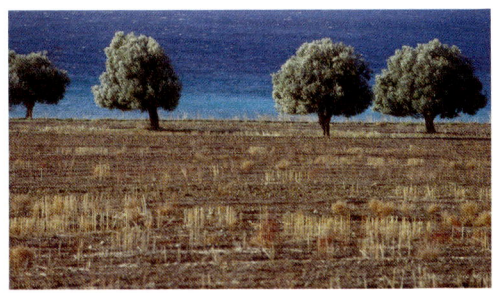

Der Schriftsteller Lawrence Durrell beschreibt drei Typen von Ölbäumen: Der „Verwilderte" nimmt die seltsamsten Formen an: „Manchmal schwillt er und bricht auf, indem er seine Triebe schießen lässt, bis ein ganzer Klumpen von Bäumen auf dem Schoß der Stammpflanze emporzuwachsen scheint." Die „Majestätischen" sind „hoch und schlank, mit glatten Stämmen von einem wunderbaren Platingrau und Zweigen mit zarter, graziöser Verästelung". Der „Zähe" hockt in den Schluchten: „Seine Wurzeln untergraben die Straße; seine Rinde ist grau und wurmzerfressen und seine klägliche, kraftlose Aprilblüte ist wie ein Flehen um Gnade vor den verschworenen Feinden: Felsen und Hitze."

Seine Langlebigkeit, Regenerationsfähigkeit, Bedürfnislosigkeit und Großzügigkeit machen den Ölbaum zu einem idealen Symbol des Friedens und der Hoffnung. Grüne Schösslinge,

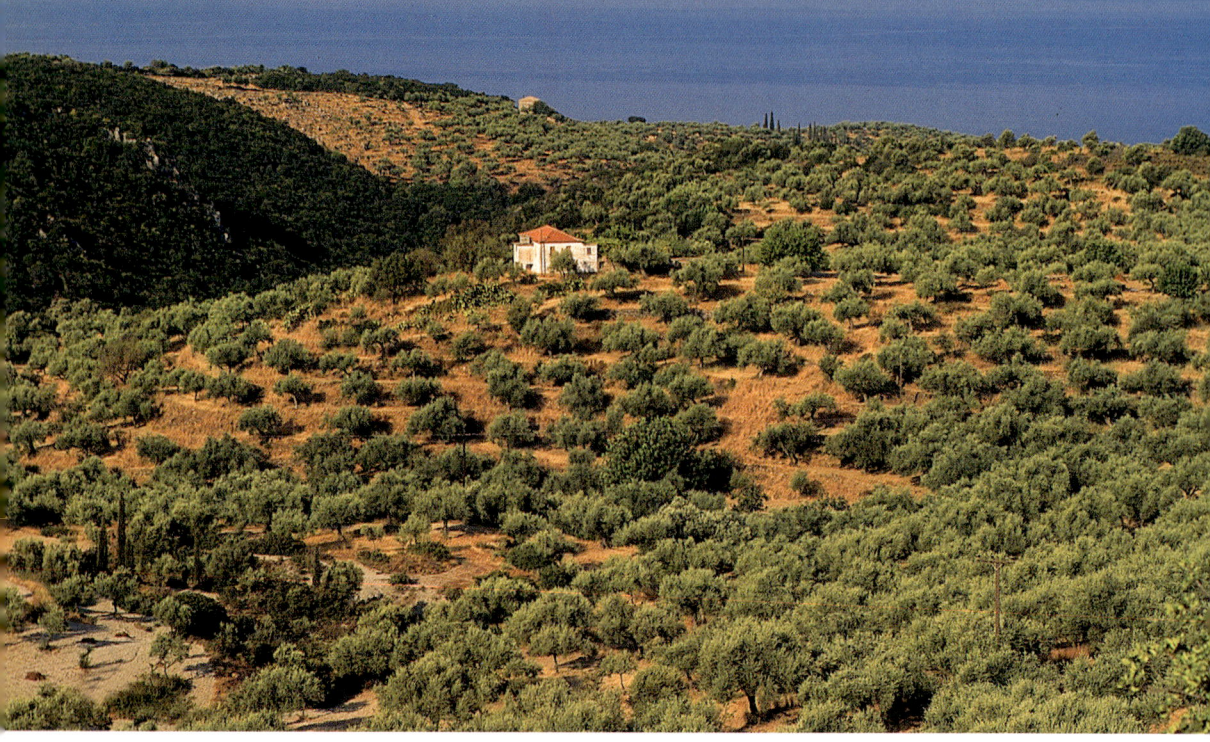

Ebene bei Kalamata

die aus einem alten, verkohlten Baumstumpf hervorsprießen, haben den Ruf der Unsterblichkeit begründet, der zum Mythos des Ölbaums gehört.

Seine Langlebigkeit, Regenerationsfähigkeit, Bedürfnislosigkeit und Großzügigkeit machen den Ölbaum zu einem idealen Symbol des Friedens und der Hoffnung.

Der „Baum des Lebens" gedeiht überall dort, wo klimatische Bedingungen wie im Mittelmeerraum herrschen, also auch in Kalifornien sowie in Teilen Südamerikas, Südafrikas, Australiens und Japans. In Gottfried von Straßburgs „Tristan" findet man auch einen Hinweis auf das mittelalterliche Vorkommen des Ölbaumes im englischen Cornwall. Möglicherweise gediehen Ölbäume vor der Klimaverschlechterung des 14. Jahrhunderts auch nördlich der Alpen.

Die ursprüngliche Verbreitung der Oliven rings um das Mittelmeer gab in der Antike Anlass zur Vermutung, dass die Bäume auf Salzwasser angewiesen wären und nur in einem maximal 75 Kilometer breiten Küstenstreifen gedeihen würden. In Wahrheit aber braucht der Ölbaum nicht das Meer, sondern das milde, ausgleichende Küstenklima, um optimal zu gedeihen. Der Olivenanbau gelingt bis in etwa 700 Meter Meereshöhe.

Zur Entwicklung der Blüten und Früchte des Ölbaums bedarf es kühler Winter und langer, heißer Sommer. Kühles Wetter bringt die feinen, vielblättrigen weißen Blüten hervor. Die meisten fallen im Wind und Regen ab, die übrigen bilden im Frühsommer kleine, grüne Früchte. Frühjahrsfrost vertragen die Blüten wie auch die Olivenbäume schlecht. 1957 wurden in Südfrankreich 6 Millionen Ölbäume, ein Drittel des gesamten Bestandes, durch einen plötzlichen Kälteeinbruch schwer geschädigt.

Da der Ölbaum erst mit fünfzig Jahren in sein leistungsfähigstes Alter kommt, werden neue Olivenhaine für die Söhne und Enkel angelegt. Bis zur ersten bescheidenen Ernte mit zehn bis zwölf Jahren ist viel zu tun, denn der im Grunde anspruchslose Baum benötigt eine ständige Betreuung, wenn der Ertrag und die Qualität des Öls später stimmen sollen. Im Frühjahr wird der Boden rund um den Baum vertikutiert, damit Luft und Wasser zu den Wurzeln vordringen können. Man entfernt alles Unkraut und Gestrüpp, und gräbt Dünger – am besten Schafsmist oder Kompost – in die Erde ein.

Olivenbäume müssen regelmäßig beschnitten werden, damit ihr Saft konzentriert in die Hauptäste steigt und der Baum seine Gestalt behält. Überhaupt sollte man sein Geäst nicht zu dicht werden lassen, da der Olivenbaum zum Gedeihen Luft und Licht braucht: Eine Schwalbe müsse die Baumkrone flügelschlagend mühelos durchflattern können, sagt man in Südfrankreich, ohne dabei eine einzige Feder zu verlieren.

> „Kennt Ihr den Ratschlag des Olivenbaumes an seinen Eigentümer, um ihm zu einer guten reichen Ernte zu verhelfen? Erst sagt er: ‚Wenn du mir die Erde lockerst, liebkost du mich‘, später im Jahr sagt er: ‚Wenn du mich düngst, bittest du mich um einen Gefallen‘, aber zur Herbstzeit sagt er: ‚Wenn du mich beschneidest, gebietest du über mich!‘ "
> *(Barba Petro, maniotischer Olivenbauer)*

Die Qualität des Olivenöls beruht nicht nur auf dem Herstellungsverfahren, sondern auch auf der Pflege der Olivenbäume sowie der Bodenbeschaffenheit und dem Klima des Anbaugebietes. Erstklassige Olivenfrüchte gedeihen in heißen und trockenen Anbaugebieten. Das Licht der Sonne bestimmt das Wachstum und die Fruchtbarkeit des Olivenbaumes wie auch die Qualität seiner Früchte und des gesamten Öls nachhaltig. Olivenbäume sind recht anspruchslos und können daher auch in Regionen kultiviert werden, die für andere Formen der landwirtschaftlichen Nutzung ungeeignet sind. Sie haben ein ausgedehntes Wurzelwerk, das sich auch bei Trockenheit noch genügend Wasser aus dem Boden holt. Dieser sollte durchlässig sein und sich in der Sonne schnell erwärmen. Hin und wieder sollte er gelockert und gehackt, je nach Niederschlag leicht beregnet oder tröpfchenweise bewässert und gelegentlich gedüngt werden.

Da der Ölbaum erst mit fünfzig Jahren in sein leistungsfähigstes Alter kommt, werden neue Olivenhaine für die Söhne und Enkel angelegt.

Im Interesse einer hohen Ölqualität sollten die Bäume nicht zu dicht stehen. Ein größerer Wurzelradius erlaubt dem Baum, mehr Nährstoffe aus dem Boden zu gewinnen. Genügend Abstand von Baum zu Baum bietet auch einen natürlichen Schutz gegen den Übergriff von Schädlingen.

Entscheidend ist auch die Vermeidung von Monokulturen (große Flächen mit ein und derselben Pflanzengattung), denn nur in der Vielfalt können sich Pflanzen gegenseitig positiv beeinflussen. Die Vielfalt trägt auch dazu bei, dass der Mensch nicht mit chemischen Düngern und Pflanzenschutzmitteln in den Kreislauf der Natur eingreifen muss.

Pflücken, schlagen, rütteln, kämmen – die Olivenernte

Ab September warten die Olivenbauern sehnsüchtig auf den Herbstregen. Noch ist das Land von sommerlicher Hitze und Trockenheit gezeichnet, doch allerorten hört man schon die Frage: „Wann wird Gott es (endlich) regnen lassen?" Im September werden in manchen Gegenden die noch grünen, unreifen Früchte vom Baum geerntet, die als Tafeloliven verwendet werden. Die Haupternte beginnt erst im November und kann bis in den April dauern. Viele Bäume tragen nur alle zwei Jahre Früchte. Je reicher die Ernte in einem Jahr, desto geringer ist die Wahrscheinlichkeit, dass der Baum in der nächsten Saison üppig tragen wird. Reiche Ernten mit niedrigen Preisen in einem Jahr bringen oft knappe Erträge und hohe Preise im nächsten. Solche naturbedingten Schwankungen lassen sich mit den Erfordernissen des modernen Marktes, der gleichmäßige Mengen zu gleich bleibenden Preisen wünscht, nur schwer in Einklang bringen.

In vielen Gegenden des Mittelmeerraumes geschieht die Olivenernte und Ölgewinnung auch heute noch nach uralten Methoden. Auf einer bemalten Amphore aus dem Jahre 520 v. Chr. ist mit dokumentarischer Genauigkeit festgehalten, wie damals geerntet wurde: Man sieht Olivenbäume und Landarbeiter, die mit Stöcken auf die Zweige und den Stamm eines Ölbaumes schlagen. In der Krone sitzt ein Jüngling, der ebenfalls mit einem Stock Früchte

Olivenernte im alten Rom

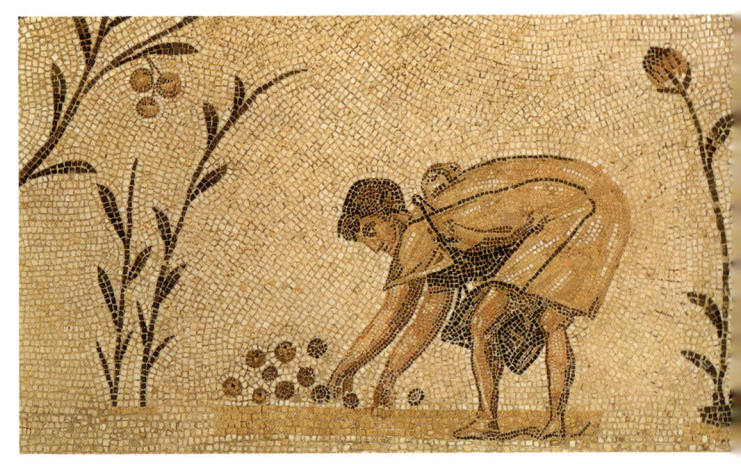

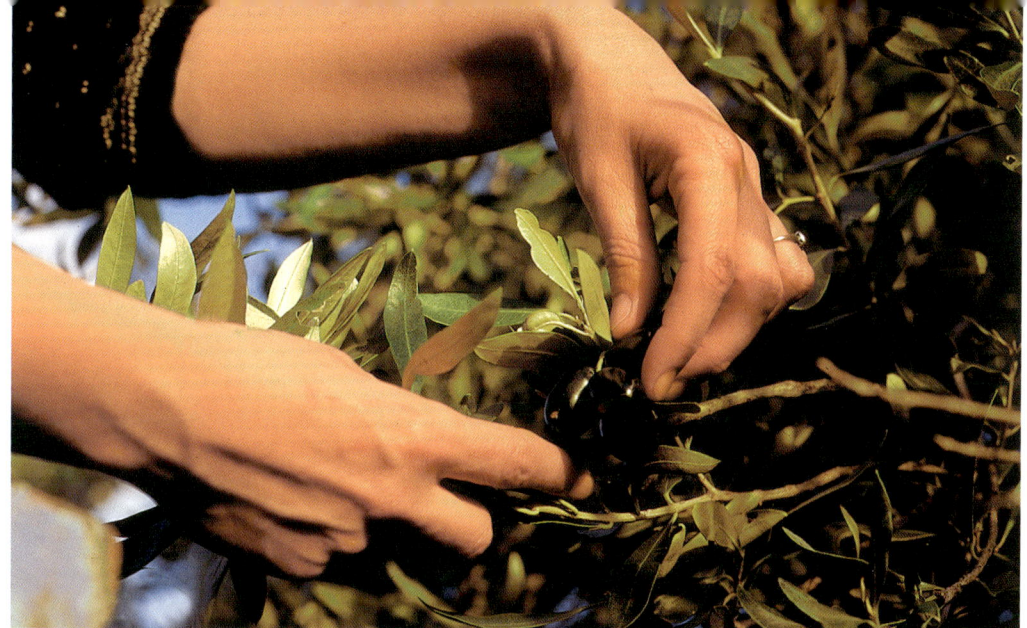

Den Ölbaum, den besten Freund des Menschen, schlägt man nicht! Statt die Oliven mit Stangen herunterzuschlagen oder maschinell zu ernten, pflückt man sie in der Mani von Hand. Die Olivenbäume danken es mit einer ausgezeichneten Ölqualität.

herunterschlägt, während ein anderer die am Boden liegenden Oliven in einen Korb sammelt. Im antiken Griechenland war es zeitweilig nur Jungfrauen und jungen, keuschen Männern erlaubt, die Olivenernte einzuholen. Als sich der Schriftsteller Lawrence Durrell in den 1930er-Jahren auf Korfu aufhielt, war die Olivenernte Frauensache, während die Ölpressung von Männern besorgt wurde. Heute beteiligt sich die ganze Familie an der Olivenernte und die ganze Dorfgemeinschaft ist im Einsatz. Geübte Pflücker(innen) schaffen bis zu 15 kg in der Stunde.

Auf Korfu gilt das Schütteln und Schlagen der Olivenbäume seit Jahrhunderten als unheilbringend. Hier wie auch in anderen Gegenden gibt man dem Pflücken und Aufsammeln der Früchte den Vorzug. Schon der antike Naturforscher Theophrast behauptete, der Ölbaum sei sehr empfindlich und sein Ertrag leide darunter, wenn seine Zweige geschlagen und abgebrochen werden: „Wer nur die vom Wind abgeworfenen Früchte aufsammelt, gibt oft an, dass der Baum sogar jedes Jahr mehr Früchte trägt." Andere glauben dagegen, dass eine allzu große Fruchtbarkeit den Baum entkräfte und schreiben die mageren Jahre seiner inneren Ökonomie zu: Während die letzten Früchte der ertragreichen Saison noch reifen, sprießen schon die ersten Blüten und der Baum hat kaum die Kraft, wieder zu erblühen wie im Vorjahr, als die Blüte reich war.

Wie schon in der antiken Literatur empfoh-

Öloliven sollen dann geerntet werden, wenn die Früchte von Grün in Schwarz übergehen, immer nur so viel, wie man am selben Tag verarbeiten kann.

Wie schon in der antiken Literatur empfohlen, soll dann geerntet werden, wenn die Früchte von Grün in Schwarz übergehen, von den Öloliven immer nur so viel, wie man an einem Tag verarbeiten kann. Der Transport in die Ölmühle und die Pressung müssen möglichst rasch nach der Ernte erfolgen. Bei hohem Qualitätsanspruch ist das zeitgerechte Einbringen der Haupternte daher für alle Beteiligten recht strapaziös. Zur Herstellung von Qualitätsölen werden nur unversehrte Oliven verwendet. Abgefallene, überreife oder beschädigte Früchte gären rascher. Das daraus gewonnene Öl weist einen höheren Gehalt an Ölsäuren auf, ein Gradmesser für „Ranzigkeit", der die Qualität beeinträchtigt.

Mörser, Mühlen und noble Methoden der Ölgewinnung

Im Laufe der Jahrtausende hat es viele Methoden gegeben, um aus Oliven Öl zu gewinnen. Aber alle liefen in zwei Arbeitsgängen ab: erstens Zerquetschen und Mahlen der Früchte und zweitens Pressen des Olivenbreis. Ganz früher verwendete man dafür Mörser und Pressen aus grob zugehauenen Kalksteinblöcken. Funde von Handmörsern und Pressen aus der Umgebung von Haifa im heutigen Israel geben Einblicke in die frühe Ölgewinnung: Die Oliven wurden mit einem länglichen, abgerundeten Stein in einem Mörser zerstampft und zu Brei gewalzt. Auf einem geglätteten Steinblock lag ein Geflecht aus Olivenzweigen bereit. Darauf

schüttete man den Brei und beschwerte das Ganze mit Steinen, durch deren Gewicht das Öl aus dem Brei gepresst wurde.

Eine entscheidende Innovation für die Ölgewinnung waren große Pressen oder Ölkeltern, die erstmals um 1000 vor Chr. in Palästina in großem Stil eingesetzt wurden. Mit ihnen begann eine neue Ära der Ölgewinnungstechnik, die im Prinzip bis ins 17. Jahrhundert reichte. Zuerst wurden die Oliven in einem Steintrog zerstampft, dann in Pressmatten gefüllt, auf einen geglätteten Steinblock gelegt und unter Druck gesetzt. Der Druck wurde mit einem in die Wand eingelassenen Balken erzeugt, der zusätzlich mit Steinen beschwert wurde. Das Öl der ersten Pressung, das mit relativ geringem Pressdruck erzeugt wurde, hatte eine vorzügliche, das der zweiten eine mittlere und das der dritten, mit hohem Pressdruck gewonnene Öl eine mindere Qualität. Heute wird zwar bei Qualitätsölen ohnehin nur einmal gepresst, die Bezeichnung „Erstpressung" oder „Jungfernpressung" – „extra vergine" – für das gewonnene Produkt ist aber immer noch üblich.

So primitiv diese Gerätschaften aus heutiger Sicht auch erscheinen mögen, zu jener Zeit waren sie wichtige Produktionsmittel, deren Besitz wirtschaftliche und politische Macht verlieh. Über den Philosophen Thales von Milet wird berichtet, er hätte – des ewigen Gespöttes über seine Weltfremdheit überdrüssig – in Erwartung einer reichen Olivenernte alle verfügbaren Ölpressen aufgekauft oder angemietet

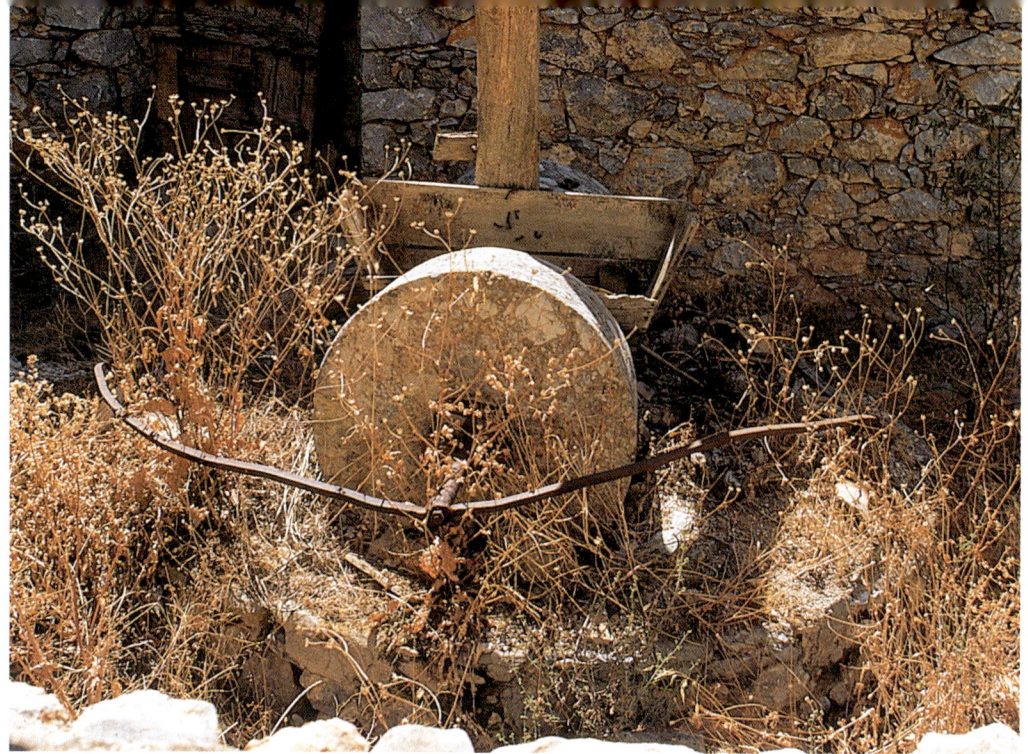

Ausgediente Ölmühle in einem maniotischen Dorf

und dann, als sie dringend benötigt wurden, zu Höchstpreisen weitervermietet. Mit dieser Spekulation bewies er, dass auch ein Philosoph reich werden kann, wenn er nur will ...

In den 1980er-Jahren fanden Archäologen in der Nähe von Tel Aviv die Überreste einer gewaltigen Ölproduktionsanlage mit fast hundert Mühlen und Pressen. Sie war von indogermanischen Eindringlingen angelegt worden, die in altägyptischen Quellen als „Nord- und Seevölker" und in der Bibel als „Philister" bezeichnet werden. Sie hatten sich in den Küstenebenen von Palästina niedergelassen. Die Kapazität dieser Anlage wurde auf 1000 bis 3000 Liter Öl pro Jahr geschätzt.

Im ersten nachchristlichen Jahrhundert kamen die Schraubenpressen auf, die im Mittelmeerraum noch im 20. Jahrhundert verwendet wurden. Sie sind wie die traditionellen Weinkeltern konstruiert, die man in vielen Weinorten noch besichtigen kann.

Das Mühlrad war auch für die Olivenölerzeugung eine wichtige Erfindung, die den ersten Schritt der Ölgewinnung, das Zerquetschen und Mahlen der Früchte, erheblich verbesserte. Eine antike Ölmühle bestand aus einem festen, runden Bodenstein und einem radförmigen oberen Mahlstein aus Granit. Dieser drehte sich um eine Achse, die in der Mitte des Bodensteines eingelassen war. Zwischen beiden Steinen wurden die Oliven mitsamt ihren Kernen zu Brei zermalmt.

Eine besonders noble Methode der Ölgewinnung macht sich das unterschiedliche spezifische Gewicht des Öls und Wassers im Olivenbrei zunutze. Dieses Verfahren garantiert zwar erstklassiges Öl, ergibt aber nur geringe Produktionsmengen: Man füllt den Brei in einen speziellen Behälter und lässt ihn sich setzen und abtropfen. Danach wird das obenauf schwimmende Öl mit einer speziellen Kelle abgeschöpft. Auf diese Weise werden auch heute noch einige erstklassige Öle produziert, deren Herstellungskosten aber wesentlich höher als bei herkömmlichen Verfahren sind. Entsprechend teuer sind sie im Verkauf.

Oliven für die Tafel – die Kunst der „Entbitterung"

Tafel- bzw. Speiseoliven stammen von veredelten Bäumen, die kein brauchbares Öl liefern würden. Die Früchte direkt vom Baum sind sehr bitter und daher nicht essbar. Um sie genießbar zu machen, genügt es nicht, sie einfach in Essig und Öl einzulegen. Nach der traditionellen griechischen Methode werden die am Baum gereiften, violettschwarzen Früchte zuerst eingeritzt und dann in reines Wasser eingelegt. Bis zur fertigen Entbitterung nach etwa 4 bis 6 Wochen wird das Wasser wöchentlich gewechselt. Danach kommen die Oliven in eine leichte Lake aus Meersalz und Essig. Es werden keine Chemikalien, Zusatzstoffe oder Konservierungsmittel verwendet und die Früchte werden auch nicht künstlich gefärbt. Die genussfeind-

lichen Bitterstoffe werden den Oliven durch Mikroorganismen entzogen, wobei Verwandte der Bierhefe und der Sauerteigflora am Werk sind.

Die Kunst der Ölbauern besteht darin, die Oliven zum richtigen Zeitpunkt aus der Lake zu nehmen. Geschieht dies zu früh, sind die Oliven noch bitter, geschieht es zu spät, haben sie ihren Eigengeschmack eingebüßt. Zum Konservieren der entbitterten Tafeloliven eignet sich kaltgepresstes Olivenöl hervorragend. Der natürliche Geschmack der Oliven bleibt dabei erhalten und das Olivenöl kann in der Küche sehr gut weiterverwendet werden. Leider wenden nur noch wenige Betriebe diese aufwendige traditionelle Methode der Zubereitung von schwarzen Tafeloliven an.

Bei den grünen Oliven handelt es sich um unreif geerntete Früchte. Um ihren sehr hohen Bitterstoffgehalt abzubauen, werden sie zunächst in einer leichten Lauge vorbehandelt, danach gründlich mit Wasser abgespült und anschließend der weiteren Entbitterung (siehe oben) unterzogen.

Raffiniert, aber nicht gerade fein

Nur ein kleiner Teil der Speiseöle wird – wie das kaltgepresste Olivenöl – durch schonende Pressung oder Zentrifugierung gewonnen, da diese mechanischen Verfahren für die Herstellung billiger Massenware ungeeignet sind. Die meisten Pflanzenöle werden durch Pressen bei höheren Temperaturen und/oder durch Extraktion mit einem Lösungsmittel (meist Leichtbenzin) produziert. Das Erstprodukt ist dann ein Öl, das für die menschliche Ernährung noch nicht geeignet ist und daher industriell raffiniert werden muss.

Die einzelnen, nicht gerade appetitanregend klingenden Prozesse, die dabei anfallen, sind die Entlecithinierung, Entschleimung, Entsäuerung, Bleichung und Desodorierung. Ziel dieser Vorgänge ist es, alles aus dem Öl zu entfernen, was nicht reines Öl ist. Das bedeutet aber, dass bei der Raffination nicht nur das Leichtbenzin, sondern auch viele andere, aus ernährungswissenschaftlicher Sicht erwünschte Stoffe verschwinden. Die Raffination beeinträchtigt den Gesundheitswert von Ölen und Fetten entscheidend, da sie nicht nur die enthaltenen Schadstoffe, sondern auch Geruchs- und Geschmacksstoffe sowie lebenswichtige Vitamine zerstört.

Außerdem können die Fette bei der Raffination chemisch verändert werden: Sobald man bei der Desodorierung (Entfernung aller riech- und schmeckbaren Substanzen!) Temperaturen über 240 °C erreicht, entstehen bis zu 3 Prozent neuartige Verbindungen, die in den natürlichen Fetten gar nicht vorkommen.

Ein heißer Tipp: „kaltgepresst"

Hochwertiges Olivenöl wird seit Jahrtausenden auf die gleiche schonende Weise hergestellt. Das Prinzip dieser traditionellen Ölgewinnung ist die Kaltpressung, bei der die Extraktion des Öls ausschließlich durch Druck erfolgt. Die Herstellung von Qualitätsölen durch Kaltpressung muss man sich folgendermaßen vorstellen: Im besten Fall sind die Ölfrüchte von Hand gepflückt, gewaschen und sorgfältig verlesen, denn sie müssen nicht nur frisch und sauber sein, sondern dürfen auch keine Druckstellen oder Verletzungen aufweisen. Sie werden dann im so genannten Kollergang in einem Bottich von zwei hochkant stehenden Mahlsteinen aus Granit zu Brei verarbeitet. Dieser Brei wird auf Sisalmatten aufgetragen, die – übereinander gestapelt – den Pressturm bilden. Nun wird das Ganze langsam und vorsichtig gepresst. Dabei entsteht eine Mischung aus dem Öl und dem Fruchtwasser der Oliven. Die Trennung des Öls vom Fruchtwasser erfolgt in einer Zentrifuge, wo sich Öl und Wasser aufgrund ihres unterschiedlichen spezifischen Gewichts separieren. Bei allen diesen Vorgängen darf eine Temperatur von 28 °C nicht überschritten werden.

Die Raffination beeinträchtigt den Gesundheitswert von Ölen und Fetten, da sie nicht nur Schadstoffe, sondern auch gesundheitlich erwünschte Stoffe beseitigt.

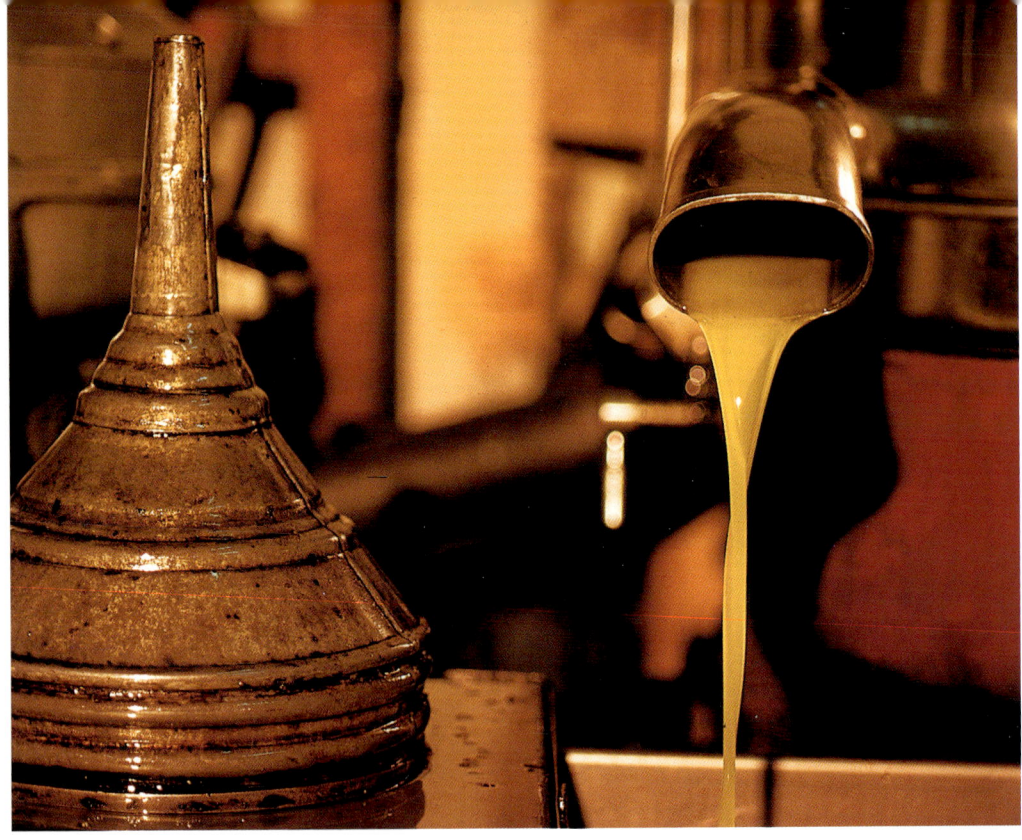

Das Ergebnis der Kaltpressung kann sich sehen, riechen und schmecken lassen.

Olivenöl ist nicht gleich Olivenöl. Nur die beste Qualität der Früchte und die erste Pressung garantieren, dass das Öl seine gesundheitsfördernde Wirkung entfalten kann. Von höchster Qualität sind nur jene Produkte, welche die Bezeichnung „natives Olivenöl extra" oder „Olivenöl extra vergine" tragen (in diesem Buch wird auch die Bezeichnung „Olivenöl nativ extra" verwendet). Die Herstellung dieser Qualitätsöle ist eine aufwendige, handarbeitsintensive Angelegenheit. Daher ist diese Spitzenqualität auch nicht zum Diskontpreis zu haben.

„Moderne" Verfahren wie die Maschinenernte in Monokulturen und das alleinige Zentrifugieren der Oliven – die Trennung von Feststoffen, Öl und Wasser erfolgt dabei in einem Arbeitsgang – sparen zwar viel Zeit und Arbeit, echte Feinschmecker bevorzugen aber Olivenöle aus Früchten, die von Hand geerntet und nach der traditionellen Methode kalt gepresst wurden.

Nur die beste Qualität der Früchte und die erste Pressung garantieren, dass Olivenöl seine gesundheitsfördernde Wirkung entfalten kann.

Olivenöl-Güteklassen, die der Konsument im Geschäft findet

Die folgende Übersicht nennt die gültigen Bezeichnungen für die Güteklassen nach der EG-Verordnung vom 11. Juli 1991.

BEZEICHNUNGEN FÜR GÜTEKLASSEN	
Natives Olivenöl extra Früher: Olivenöl extra vergine, „Jungfernöl" oder kaltgepresstes Olivenöl	Wird nur durch mechanische und natürliche Methoden (ohne chemische Behandlung oder Erhitzung) aus Oliven gewonnen, hat einen Anteil an freien Fettsäuren von max. 1 g pro 100 g und ist einwandfrei in Geruch, Geschmack und Aussehen.
Natives Olivenöl	Wird ebenfalls auf natürliche Weise gewonnen und hat einen Anteil an freien Fettsäuren von max. 2 g pro 100 g.
Olivenöl	Verschnitt von raffiniertem (also industriell hergestelltem) und nativem Olivenöl, dessen Anteil an freien Fettsäuren max. 1,5 g pro 100 g beträgt

Der Verbraucher, der dies nicht weiß, kann auf dem Flaschenetikett nicht erkennen, dass es sich bei der Produktbezeichnung „Olivenöl" um ein Teilraffinat handelt. Schon die Beimischung von 1 Prozent nativem Olivenöl extra zum industriell gewonnenen Öl erlaubt es, diese Bezeichnung zu verwenden! Auch das Tresteröl, ein Raffinat aus dem chemisch extrahierten Öl des Presskuchens, darf als Olivenöl bezeichnet werden. Achten Sie daher, wenn Sie ein Qualitätsöl möchten, genau auf die Bezeichnung „natives Olivenöl extra".

Übrigens: Speiseöle, die nur als „pflanzliches Fett" oder „pflanzliches Öl" bezeichnet werden, sind Mischungen aus Ölsaaten verschiedenster Herkunft. Bei einigen Pflanzen wird bereits gentechnisch verändertes Saatgut eingesetzt, was sich nach der Raffination nicht mehr nachweisen lässt.

Tests zur Beurteilung der Qualität von Olivenöl werden in Speziallabors durchgeführt. Sie zeigen, ob das Öl erhitzt, raffiniert oder gepanscht wurde bzw. verdorben ist.

Tipp zur Aufbewahrung des Olivenöls: Was der Frucht am Baum gut tut, Licht, Luft und Hitze, schadet dem Öl. Natives Olivenöl extra behält seinen ursprünglichen, fruchtigen Geschmack und hält bis zu 18 Monaten, wenn es kühl (10–18 °C) und dunkel in einem Gefäß verschlossen aufbewahrt wird. Die lange Haltbarkeit verdankt es seiner stabilen Fettzusammensetzung und seinem Gehalt an Vitamin E. Wird es zu kalt gelagert, zum Beispiel im Kühlschrank, dickt es ein oder flockt aus. Bei Erwärmung auf Zimmertemperatur nimmt es aber seine ursprüngliche Form wieder an und kann wie gewohnt verwendet werden.

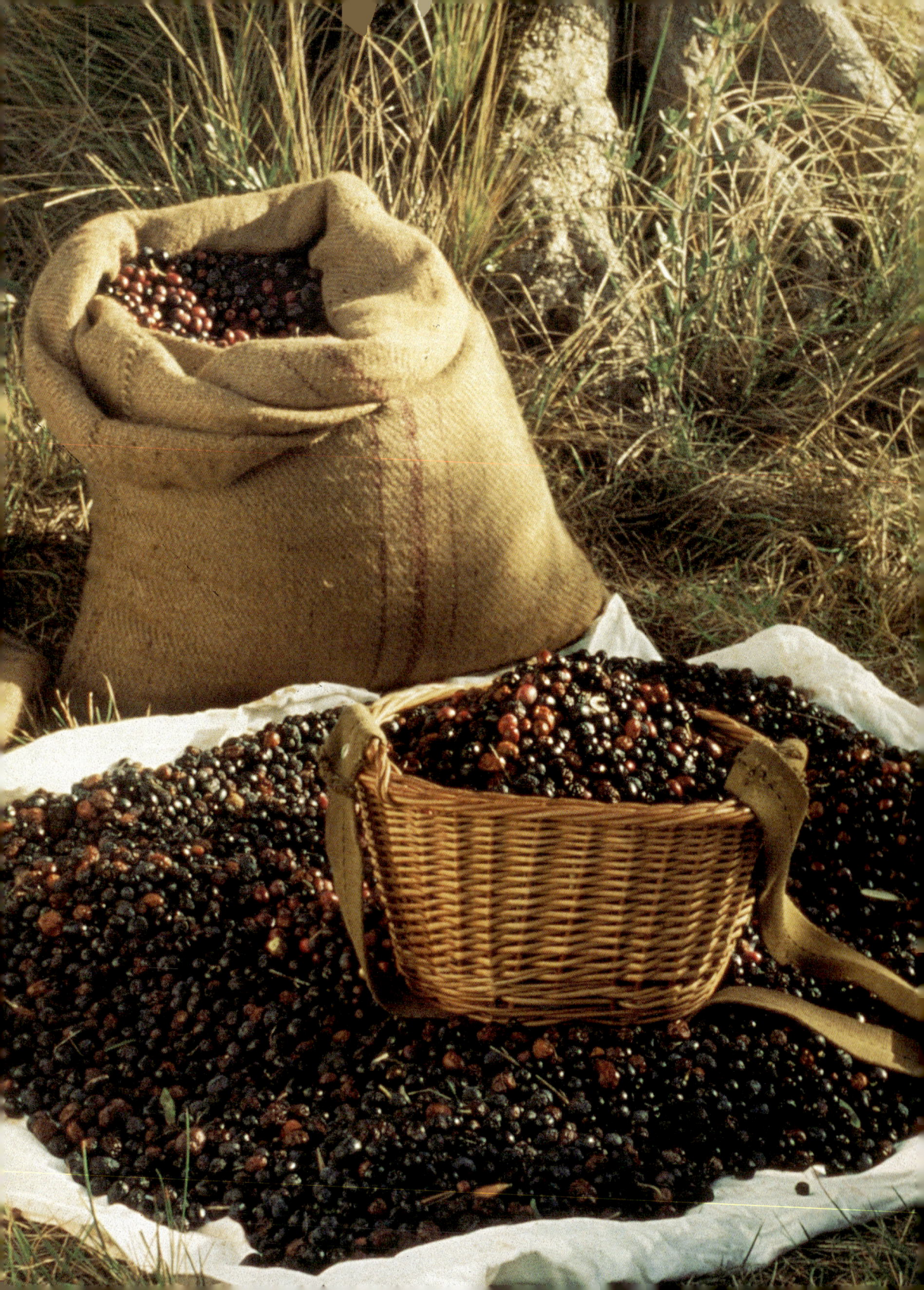

Gesundheitsgeheimnis
Olivenöl

Seit dem Altertum gilt Olivenöl als ein wichtiger Bestandteil der gesunden Ernährung und bereits Hippokrates betrachtete das „flüssige Gold" als ein vielfältig nutzbares Heilmittel. Seine Aussagen zur gesundheitlichen Bedeutung des Olivenöls unterscheiden sich kaum von den Aussagen einer internationalen Expertengruppe, die vor wenigen Jahren als Empfehlung der Europäischen Union verabschiedet wurden: „Die wissenschaftliche Beweisführung", heißt es in diesem Konsensuspapier, „ist ausreichend, um Kampagnen zu rechtfertigen, welche Politikern, Regierungen, Gesundheitsämtern, Ärzten, Gesundheitserziehern, Medien, Ernährungsspezialisten, Lebensmittellieferanten und -produzenten, Schulen und der Öffentlichkeit nahe legen, dass Olivenöl und die Prinzipien der mediterranen Ernährung von großem Nutzen sind für die Ernährung in den europäischen Ländern. Es besteht Einigkeit darüber, dass ... eine mediterrane Ernährung, in welcher Olivenöl die grundlegende Fettquelle ist, kardiovaskuläre Erkrankungen, Fettstoffwechselstörungen, Hochdruck, Diabetes und Übergewicht und damit die ... Ursachen der koronaren Herzkrankheit vermindert.

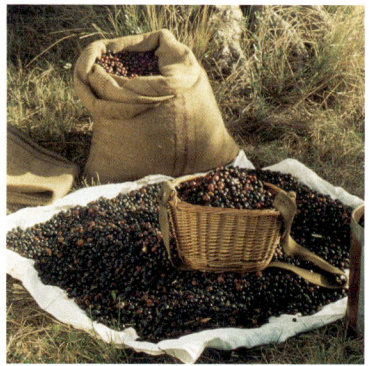

Außerdem besteht Einigkeit darüber, dass diese Art der Ernährung auch eine präventive Rolle gegen verschiedene Formen von Krebserkrankungen spielt."

Schon in dem 2000 Jahre alten Kochbuch von Apicius („De rei coquindarea") wurde das Olivenöl als wichtiger Beitrag zu einer gesunden Küche erwähnt. Die Schulmedizin brauchte noch bis in die 1970er-Jahre, um seinen gesundheitlichen Wert zu erkennen. Der überzeugende Beweis jedoch, dass Olivenöl und mediterrane Kost das Herzinfarktrisiko deutlich senken, gelang erst 1995. Französische Wissenschaftler aus dem Team von Professor Michel de Lorgeril zeigten, dass Patienten mit schwerer koronarer Herzkrankheit, die eine mediterrane Kost mit der

Hauptfettquelle Olivenöl einhielten, 70 Prozent weniger Herzinfarkte hatten – was mit keinem derzeit erhältlichen Medikament gelingt!

Im folgenden Kapitel möchte ich Ihnen die medizinischen Aspekte des Olivenöls darlegen und Ihnen gleichzeitig etwas über die Erkrankungen vermitteln, gegen die Olivenöl zu schützen vermag. Ich betrachte es als einen wichtigen Teil meiner ärztlichen Aufgabe, möglichst vielen Menschen den Wert und die Bedeutung dieses Naturproduktes nahe zu bringen, zumal die vorbeugenden Wirkungen des Olivenöls wissenschaftlich hinreichend fundiert sind. Inspiration zu diesem Beitrag gab mir auch die Freundschaft mit Manfred Bläuel, einem der großen Olivenölkenner, der gemeinsam mit seiner Familie den Olivenanbau und die Produktion von Olivenöl zu seiner Lebensaufgabe gemacht hat.

Olivenöl und koronare Herzkrankheit

Der Herzinfarkt ist nach wie vor der „Killer Nummer 1" in den entwickelten Ländern, wo er bis zu einem Drittel aller Todesfälle verursacht.

Der Herzinfarkt lässt sich durch eine Ernährungsumstellung wirksam bekämpfen.

Es handelt sich beim Herzinfarkt um eine besonders bedrohliche Verlaufsform der koronaren Herzkrankheit. Bei dieser Erkrankung ist die Durchblutung des Herzmuskels gestört, weil die lebenswichtigen Arterien, die das Herz mit Blut versorgen, verengt sind.

Die Engstellen in diesen Arterien, die als Herzkranzgefäße oder Koronarien bezeichnet werden, entstehen durch die so genannte Arteriosklerose. Das ist eine Gefäßveränderung, die sich schleichend über viele Jahre und Jahrzehnte entwickelt. Durch Einlagerung von Cholesterin und weiteren Stoffen in der Arterienwand sowie durch entzündliche Veränderungen und Vernarbungen verengt sich mit der Zeit der Gefäßhohlraum, durch den das Blut fließen kann. Etwa ab einer Verengung der Herzkranzgefäße um 50 Prozent treten die typischen Symptome einer Minderdurchblutung des Herzens auf: die Angina Pectoris (Brustschmerzen, Brustenge) und die Atemnot bei Anstrengungen.

Verschließt sich ein Herzkranzgefäß oder einer seiner Hauptäste vollständig und ist damit ein Bezirk des Herzmuskels überhaupt nicht mehr mit Blut und Sauerstoff versorgt, kommt es zum Herzinfarkt. Die meisten Betroffenen erleben dann einen starken Schmerz in der Brust, der auch als „Vernichtungsschmerz" bezeichnet wird, weil er den Patienten in Todesangst versetzen kann. Bei einem Herzinfarkt können lebensbedrohliche Herzrhythmusstörungen auftreten und das Herz kann seine Funktion komplett einstellen, was zum plötzlichen Herztod führt. Im jedem Fall heißt es schon bei Infarktverdacht: Unverzüglich in die Klinik!

Die Ursachen der koronaren Herzkrankheit sind vielfältig und wir kennen eine ganze Menge von Risikofaktoren. Die wichtigsten beeinflussbaren Risikofaktoren sind das Zigaretten-

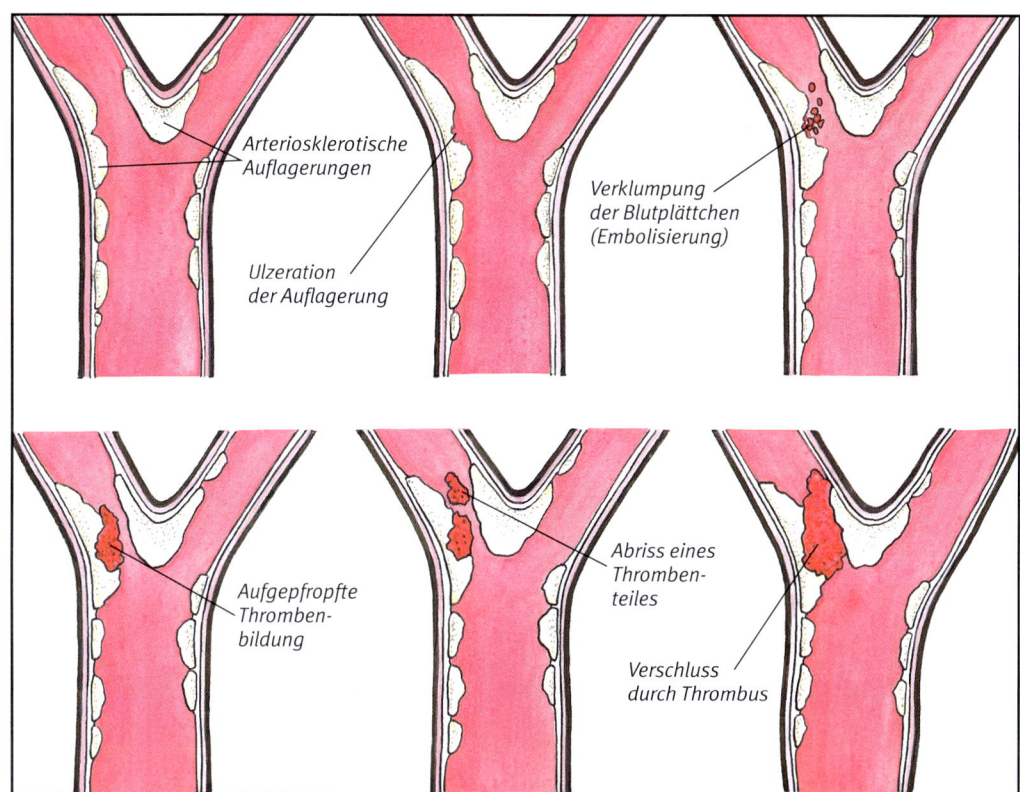

Arteriosklerose: Stadien des Gefäßverschlusses

Within the figure: Arteriosklerotische Auflagerungen · Ulzeration der Auflagerung · Verklumpung der Blutplättchen (Embolisierung) · Aufgepfropfte Thrombenbildung · Abriss eines Thrombenteiles · Verschluss durch Thrombus

rauchen, die falsche Ernährung (vor allem mit den falschen Nahrungsfetten), Übergewicht, Bluthochdruck und Diabetes mellitus. In den folgenden Abschnitten kommen wir auf alle diese Faktoren zurück. Beim Rauchen ist die Botschaft ganz klar: Wer es nicht schafft, sofort damit aufzuhören, sollte dies mit der notwendigen Unterstützung in absehbarer Zeit tun.

Der Herzinfarkt lässt sich, so unwahrscheinlich dies zunächst klingt, durch eine Änderung des Speiseplans – unter anderem durch ausrei-

RISIKOFAKTOREN DER KORONAREN HERZKRANKHEIT	
Beeinflussbare Risikofaktoren	**Unbeeinflussbare Risikofaktoren**
erhöhte Blutfette	genetische Anlage
Bluthochdruck	Alter
Zigarettenrauchen	Geschlecht
Diabetes mellitus	
Übergewicht	
hoher Fibrinogenspiegel	
Homozysteinspiegel	

chend Olivenöl in der täglichen Ernährung – wirksam bekämpfen. Ernährungsfaktoren spielen nämlich eine entscheidende Rolle in der Entwicklung der koronaren Herzkrankheit. Vor allem die regelmäßige Zufuhr von gesättigten Fettsäuren erhöht das Risiko der koronaren Herzkrankheit. In der Ernährung der industrialisierten westlichen Welt, in Mittel- und Nordeuropa, den USA und Kanada, ist der Anteil an gesättigten Fettsäuren besonders hoch, entsprechend hoch ist auch die Herzinfarktrate dieser Länder. Die südeuropäischen Staaten, die als Nahrungsfett hauptsächlich Olivenöl mit seinem hohen Anteil an ungesättigten Fettsäuren verwenden, haben eine weit niedrigere Rate an koronarer Herzkrankheit. Der tägliche Verzehr von Olivenöl scheint sich auf mehrere der beeinflussbaren Risikofaktoren positiv auszuwirken.

Der tägliche Verzehr von Olivenöl scheint sich auf mehrere Risikofaktoren des Herzinfarkts positiv auszuwirken.

Dr. Colette vom Institut Universitaire de Recherche Clinique in Montpellier (Frankreich) hat in einer Studie mit 50 Bahnarbeitern gezeigt, dass Olivenöl den Blutcholesterin-Spiegel verbessert. Die Testpersonen, die alle einen normalen Blutdruck hatten, nicht stark übergewichtig waren und weniger als 10 Zigaretten täg-

lich rauchten, mussten eine Woche lang alle ihre Nahrungsmittel aufschreiben. Bei der Auswertung stellte Dr. Colette fest, dass Olivenöl das Verhältnis von LDL-Cholesterin zu HDL-Cholesterin (von „schlechtem" zu „gutem" Cholesterin) günstig beeinflusst, sofern jemand gleichzeitig auf ebenso viel gesättigtes Fett (zum Beispiel Butter, Rahm, Schmalz, fettes Fleisch, fette Wurst, Milchprodukte) verzichtet, wie er Olivenöl verzehrt. Halten wir dies fest: Olivenöl mit seinem hohen Anteil an ungesättigten Fettsäuren verbessert das Cholesterinprofil, sofern es zum Austausch der tierischen Fette mit ihrem hohen Anteil an gesättigten Fettsäuren benutzt wird. Es hat also keinen Zweck, Olivenöl zusätzlich zu verwenden, den Nutzen hat man nur, wenn man seine Ernährung auf Olivenöl umstellt.

Olivenöl hat noch einen weiteren Effekt, der den Cholesterinspiegel wahrscheinlich positiv beeinflusst: Es fördert die Ausscheidung von Cholesterin mit der Galle. In einem Experiment an Ratten wiesen Dr. Botham und seine Kollegen aus London nach, dass Cholesterin wesentlich länger im Körper von Ratten verblieb, denen gesättigte Fettsäuren verabreicht wurden, als bei denjenigen, die Olivenöl erhalten hatten. Dies könnte eine zusätzliche Erklärung für den positiven Effekt von Olivenöl auf die koronare Herzkrankheit sein.

Weitere wissenschaftliche Belege für die positive Wirkung des Olivenöls auf Herz und Kreislauf

Die Sieben-Länder-Studie

Eine der ersten Untersuchungen über den Zusammenhang zwischen der Ernährung und der koronaren Herzkrankheit stammt aus den 50er-Jahren und wurde von Ancel Keys und Mitarbeitern in mehreren Ländern durchgeführt. Sie ergab zum einen, dass die Herzinfarkthäufigkeit mit der Höhe des Cholesterinspiegels verknüpft ist, und zum anderen, dass die Infarkthäufigkeit in den südeuropäischen Ländern Spanien, Italien und Griechenland geringer ist als in den mittel- und nordeuropäischen Ländern und in den USA. Diese beiden Entdeckungen waren die Grundlage für die Durchführung der so genannten Sieben-Länder-Studie, an der 13 000 zu Beginn der Studie gesunde Männer zwischen 40 und 59 Jahren aus sieben Ländern teilnahmen. Sie wurden 15 Jahre lang beobachtet bzw. nachuntersucht, um die Häufigkeit der koronaren Herzkrankheit und ihrer Komplikationen in den verschiedenen Ländern zu ermitteln und mit den jeweils vorhandenen Risikofaktoren (Cholesterinspiegel, Blutdruck, Rauch- und Essgewohnheiten) zu vergleichen.

Sowohl die Gesamtsterblichkeit als auch die Zahl der Todesfälle an koronarer Herzkrankheit war in den Ländern am niedrigsten, die Olivenöl als Hauptfettquelle benutzten (Griechenland, Italien und ehemaliges Jugoslawien). Besonders hoch dagegen war die Sterblichkeit in jenen Ländern, in denen das Nahrungsfett viel gesättigte Fettsäuren (tierische Fette) enthielt. Kreta nahm in dieser Studie eine absolute Sonderstellung ein: Dort fand sich die mit großem Abstand niedrigste Sterblichkeit an koronarer Herzkrankheit und dort wurde auch das meiste Olivenöl verwendet. Weitere Besonderheiten der kretischen Ernährung waren: ausgesprochen wenig Fleisch, stattdessen eher Fisch, viel Gemüse und Obst und Rotwein in Maßen. Besonders interessant war die Beobachtung, dass der Cholesterinspiegel der kretischen Teilnehmer sich von den Cholesterinspiegeln der Teilnehmer aus den übrigen Mittelmeerländern kaum unterschied, während die Rate der tödlichen Herzinfarkte auf Kreta dramatisch niedriger lag. In Zahlen: Auf 10 000 Männer und 10 Jahre hochgerechnet, gab es auf Kreta nur 9 koronare Herztode, aber 420 in den Niederlanden und 574 in den USA! In den übrigen mediterranen Ländern waren es immerhin 200 Herztode.

Kreta nahm in der Sieben-Länder-Studie eine absolute Sonderstellung ein: Dort fand sich die mit großem Abstand niedrigste Sterblichkeit an koronarer Herzkrankheit und dort wurde auch das meiste Olivenöl verwendet.

Aus der Sieben-Länder-Studie wurde der Schluss gezogen, dass die mediterrane Ernährungsweise sich ideal zur Vorbeugung der koronaren Herzkrankheit eignet. Als besonders viel versprechend in dieser Hinsicht gilt die traditionelle Ernährung auf Kreta.

Man darf aber die Augen nicht davor verschließen, dass die mediterranen Länder in den letzten 20 Jahren, vor allem in den Ballungszentren, viel von ihrer traditionellen Lebensweise aufgegeben haben. Dadurch hat sich das Herz-Kreislauf-Risiko auch im Mittelmeerraum erhöht. Im Moment gibt es das deutliche Gefälle zwischen den nördlichen und südlichen Ländern Europas bei den Herzerkrankungen zwar noch, dieses Bild scheint sich aber rasch zu verändern.

HERZ-KREISLAUF-STERBLICHKEIT PRO 100 000 MENSCHEN PRO JAHR (STATISTISCHES JAHRBUCH 1995)	
Schweden	301
Großbritannien und Nordirland	288
Finnland	282
Dänemark	278
Deutschland	226
Irland	225
Österreich	213
USA	196
Niederlande	145
Luxemburg	131
Italien	127
Belgien	120
Griechenland	116
Portugal	95
Frankreich	87
Spanien	86

Die Lyon-Herz-Studie

Anfang der 1990er-Jahre kamen Professor Michel de Lorgeril vom Universitätskrankenhaus Saint Étienne und seine Kollegen vom Institut Nationale de la Santé et de la Recherche Médicinal (INSERM) in Lyon auf die Idee, Patienten nach einem Herzinfarkt eine bestimmte Ernährungsweise zu verordnen, um einem Zweitinfarkt vorzubeugen. Aufgrund der oben geschilderten wissenschaftlichen Ergebnisse boten sie den Patienten eine Diät an, die sich an den normalen Essgewohnheiten auf Kreta orientierte („Kreta-Diät"). Diese Kostform ist relativ leicht durchführbar. Die Patienten sollten von ihrem Speiseplan die tierischen Fette weitgehend streichen, also Butter, Sahne, fettes Fleisch, fette Wurst und Milchprodukte mit hohem Fettanteil weglassen, und durch Fisch und Olivenöl ersetzen. Ansonsten waren die Ernährungsumstellungen gering.

Da de Lorgeril und seine Kollegen mit dieser Diätverordnung therapeutisch-prophylaktisches Neuland betraten, mussten sie die Wirksamkeit ihrer Maßnahme flankierend in einer kontrollierten Studie nachweisen. An dieser so genannten Lyon-Herz-Studie nahmen – man muss dies doppelt unterstreichen – nur Männer und Frauen teil, die bereits einen Herzinfarkt erlitten und demnach mit Sicherheit eine schwere koronare Herzkrankheit hatten. Die eine Hälfte der Teilnehmer sollte eine normale, aber cholesterinarme Kostform einhalten und bildete die Kontrollgruppe. Die andere Hälfte sollte sich auf der Grundlage der Kreta-Diät ernähren.

Die Lyon-Herz-Studie musste bereits nach 27 Monaten abgebrochen werden, weil in der Kontrollgruppe weit mehr Patienten starben oder einen schweren Herzinfarkt erlitten als in der Gruppe mit Kreta-Diät. Durch diese spezielle mediterrane Kostform konnte das Zweitinfarkt-Risiko um mehr als 70 Prozent gesenkt werden! Kein derzeit erhältliches Medikament ist in der Lage, einen ähnlichen Erfolg zu erbringen. Die Fachwelt staunte. Immer wieder wurde die Verlässlichkeit der Ergebnisse infrage gestellt. Kritiker bemängelten, dass die Zahl der kardiovaskulären Zwischenfälle (Angina Pectoris, Herzinfarkt, Schlaganfall, Herzinsuffizienz, Lungenembolie und plötzlicher Herztod) in dieser Studie für weitreichende Schlussfolgerungen noch zu klein wäre. Obwohl an ihrer Studie grundsätzlich nichts zu bemängeln war, beschlossen de Lorgeril und Kollegen, ihre Patienten noch einmal 19 Monate lang weiter zu beobachten.

Die Ergebnisse wurden 1999 in der angesehenen Fachzeitschrift „Circulation" veröffentlicht. Die gesamte Lyon-Herz-Studie hatte nun 46 Monate gedauert, doch die verlängerte Beobachtungszeit hatte nichts an den ursprünglichen, positiven Ergebnissen geändert: Alle oben genannten kardiovaskulären Ereignisse zusammen waren ohne Kreta-Diät dreimal häufiger als mit Kreta-Diät aufgetreten. Der überaus günstige Einfluss der Kreta-Diät auf die Entstehung von Herz-Kreislauf-Komplikationen war interessanterweise unabhängig von den bekannten Risikofaktoren Cholesterinspiegel, Blutdruck und Geschlecht. Die Autoren führen

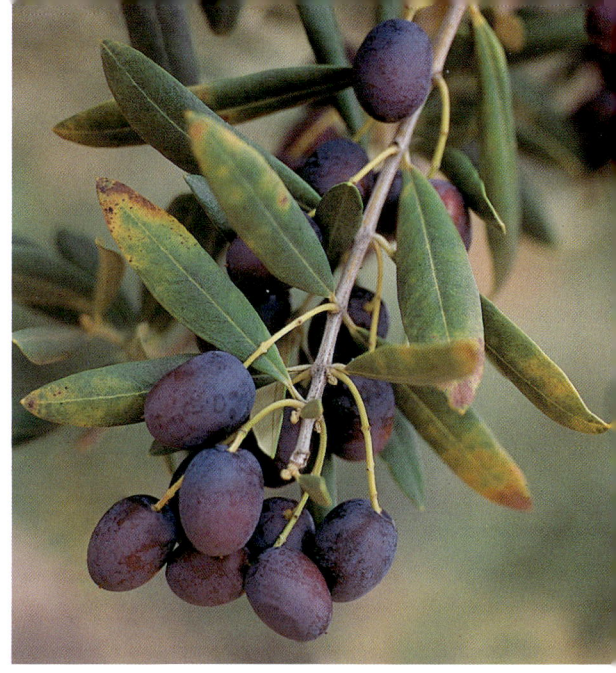

Olivenprodukte sollten täglich auf dem Speiseplan stehen.

die günstige Wirkung der Kreta-Diät vor allem auch auf die reichliche Verwendung von Olivenöl zurück.

Die Lyon-Herz-Studie hat auch das Argument entkräftet, dass eine Ernährungsumstellung nur wenigen Menschen gelingt, denn die allermeisten Teilnehmer hielten den mediterranen Speiseplan konsequent ein.

Durch die Kreta-Diät konnte das Zweitinfarkt-Risiko um mehr als 70 Prozent gesenkt werden!

Olivenöl und Blutgerinnung

Die Blutgerinnung spielt bei der Entstehung von Herzinfarkten und Schlaganfällen, aber auch von tiefen Beinvenenthrombosen und

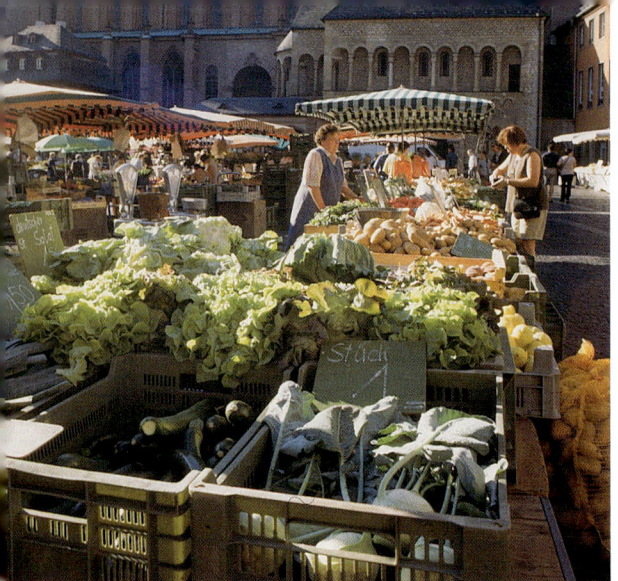

Ein frischer Salat mit Olivenöl angemacht ist ein Genuss.

weiteren Erkrankungen eine große Rolle. Letztendlich sind es Blutgerinnsel, welche die Gefäße verstopfen und zum Infarkt oder Schlaganfall führen. Zum Thema Olivenöl und Blutgerinnung wurden mehrere wissenschaftliche Arbeiten durchgeführt. Sie zeigten, dass die so genannten Omega-3-Fettsäuren, die zu den ungesättigten Fettsäuren des Olivenöls gehören, die Blutgerinnung günstig beeinflussen: Die Gerinnungszeit verlängert sich und die Verklumpung von Blutplättchen (Thrombozyten) wird gehemmt. Eine ähnliche Wirkung hat auch das Aspirin.

Eine Ernährungsumstellung auf Olivenöl senkt das Thromboserisiko.

In der 1999 im „American Journal of Clinical Nutrition" erschienenen Arbeit mit dem Titel „Sind Olivenöldiäten antithrombotisch?" sollte geprüft werden, ob Olivenöl den so genannten Faktor VII der Blutgerinnung beeinflusst. Faktor VII ist ein Schlüsselprotein bei der Entwicklung der Thrombose. Dabei wurde Olivenöl auch mit Rapsöl und Sonnenblumenöl verglichen. Das Ergebnis war, dass die gerinnungsfördernden Faktoren fetter Mahlzeiten bei einer Kostform mit dem Hauptnahrungsfett Olivenöl schwächer wirksam werden. Olivenöl schnitt in dieser Untersuchung besser als die anderen Öle ab und senkte das Thromboserisiko deutlich .

Selbst das komplizierte Gerinnungssystem lässt sich durch den regelmäßigen Verzehr von Olivenöl positiv beeinflussen. Dieser günstige Effekt des Olivenöls trägt mit dazu bei, dass in den mediterranen Ländern tödliche Herzinfarkte und Schlaganfälle seltener sind.

Woraus besteht Olivenöl eigentlich?

Olivenöl besteht zu etwa 70 Prozent aus einfach ungesättigten Fettsäuren mit Spuren des oxidationshemmenden Vitamins E und zu etwa 25 Prozent aus mehrfach ungesättigten Fettsäuren. Es enthält nur einen geringen Anteil an gesättigten Fettsäuren und kein Cholesterin. Im Olivenöl sind auch viele pharmakologisch interessante Wirkstoffe enthalten, über deren Bedeutung in der Fachwelt noch lebhaft diskutiert wird. Dazu gehören beispielsweise die so genannten Iridoide, die ähnlich wie Antibiotika wirken. Sie schützen die Oliven vermutlich vor dem Befall von Viren und Bakterien.

Ähnlich wie beim Wein weiß man momentan auch beim Olivenöl noch nicht genau, welche der zahllosen Inhaltsstoffe für die herzschützende Wirkung verantwortlich sind. 800 verschiedene chemische Substanzen sind allein für den Geruch und Geschmack des Weines verantwortlich! Es kann also noch geraume Zeit vergehen, bis man die entscheidenden Herzschutzstoffe im Olivenöl oder Wein genau kennt. Das ist zwar bedauerlich für die pharmazeutische Industrie, die den Reinstoff als Arzneimittel vertreiben möchte, weniger aber für den Verbraucher, der sich in der Zwischenzeit an die Naturprodukte hält.

Zu den wichtigsten Wirkstoffen im Olivenöl gehört das antioxidativ wirksame Vitamin E, das die Zellwände vor schädlichen Angriffen freier Radikale schützt. Freie Radikale sind geladene Sauerstoffmoleküle oder ähnliche chemische Verbindungen, die eine Oxidation der Zell- und Gefäßwände bewirken können. Man kann diese Radikale mit dem Streusalz vergleichen, das im Winter auf den Straßen liegt und die Autos schneller rosten lässt.

Eine weitere wichtige Komponente des Olivenöls ist die Alpha-Linolensäure, die günstige Wirkungen auf die Blutgerinnung und auf Herzrhythmusstörungen haben soll. Olivenöl scheint auch organische Verbindungen zu enthalten, welche die Ablagerung von Cholesterin in den Arterienwänden hemmen und beseitigen sowie die Bildung von gefäßverstopfenden Blutgerinnseln bremsen.

Warum ist die oxidationshemmende Wirkung des Olivenöls so wichtig?

Der hohe Cholesterinspiegel ist ein Hauptrisikofaktor des Herzinfarkts. Man muss jedoch differenzieren: Für die Entwicklung der Arteriosklerose ist insbesondere die hohe Konzentration des LDL-Cholesterins verantwortlich, das daher als „schlechtes" Cholesterin gilt. LDL (Low Density Lipoproteine bzw. Lipoproteine niedriger Dichte) sind Partikel, die vorwiegend aus ungesättigten Fettsäuren und einem Trägereiweiß bestehen. Auch HDL (High Density Lipoproteine bzw. Lipoproteine hoher Dichte) sind Fett-Eiweiß-Partikelchen. Das an HDL gebundene Cholesterin (HDL-Cholesterin), das nur einen kleineren Teil des Gesamtcholesterins im Blut ausmacht, gilt als „gutes" Cholesterin, da es nach den Ergebnissen vieler Studien eine Schutzwirkung gegen den Herzinfarkt hat. Die Bindung der Fette an Eiweißstoffe ist notwendig für den Fetttransport im Blut. Sonst würden die Fette im Blut wie „Fettaugen auf einer Suppe" schwimmen.

LDL-Cholesterin leistet einen wesentlichen Beitrag zur Entstehung der Arteriosklerose. Im Allgemeinen ist es jedoch für sich genommen noch nicht schädlich, sondern muss, um die Arteriosklerose zu fördern, erst biochemisch verändert bzw. oxidiert werden. Wie leicht sich ein LDL-Partikel oxidieren lässt, hängt von vielen Faktoren ab, Ernährungsfaktoren gehören zu den wichtigsten.

Die Oxidation des LDL-Partikels ist eine Kettenreaktion, die durch die bereits erwähnten freien Radikale ausgelöst wird. Diese entstehen in den Zellen als Nebenprodukte der Energiegewinnung. Die Kettenreaktion beginnt damit, dass ein freies Radikal ein Wasserstoffatom von einer mehrfach ungesättigten Fettsäure des LDL-Partikels entfernt. Dadurch entsteht ein Lipidperoxid-Radikal, das wiederum die benachbarten Fettsäuren oxidieren kann. In der Folge kommt es zu einer Aufsplitterung der mehrfach ungesättigten Fettsäuren, wobei wiederum verschiedene hoch reaktive Aldehyde, Ketone und andere schädliche Stoffe entstehen ... Aber ich möchte Sie nicht mit weiteren biochemischen Details belasten.

Normalerweise sind die LDL-Partikel im Blut gegen eine Oxidation geschützt, da das Blutplasma antioxidativ wirksame Substanzen wie Vitamin C, Bilirubin und Harnsäure enthält und da das Partikel selbst noch Vitamin E als Oxidationsschutz besitzt. Daher startet der gefährliche Oxidationsprozess meistens erst dann, wenn ein LDL-Partikel an oder in die Arterienwand gelangt. Dort ist es freien Radikalen verstärkt ausgesetzt. Nun wird zuerst der eigene Oxidationsschutz verbraucht. Danach beginnt der relativ rasche oxidative Zerfall der mehrfach ungesättigten Fettsäuren.

Die Arteriosklerose nimmt nun ihren Lauf: Verschiedene Blutzellen wandern durch die Innenschicht der Arterienwand ein und nehmen oxidierte LDL-Partikel auf. Dadurch entsteht eine massive Cholesterinester-Ansammlung in den eingewanderten Fresszellen, die nun als „Schaumzellen" bezeichnet werden. Diese Vorgänge wirken als Entzündungsreiz, der mit der Zeit zur Bildung kleiner Geschwüre an der Gefäßinnenwand führt, die wiederum vernarben. Durch den anhaltenden Reiz und die natürlichen Reparaturbestrebungen des Körpers entsteht ein sich selbst unterhaltender Prozess, der über Jahre und Jahrzehnte zu einer bedrohlichen Verengung der betroffenen Gefäßabschnitte führen kann.

Da die Oxidation der LDL-Partikel am Anfang der oft schicksalhaft verlaufenden Arteriosklerose steht, ist ihre Verhinderung oder Verzögerung so eminent wichtig.

Olivenöl und LDL-Oxidation

Wird Olivenöl als Hauptnahrungsfett verwendet, hat es zwei nachgewiesene Wirkungen: Erstens senkt es die LDL-Cholesterin-Fraktion im Blut und zweitens verändert es die Zusammensetzung des LDL-Partikels in einer Weise, dass dieses weniger anfällig für oxidative Angriffe wird. Olivenöl hat eine Zusammensetzung von Fettsäuren, die das LDL-Partikel stabilisiert.

Weitere Untersuchungen haben gezeigt, dass Olivenöl nicht nur die Abwehr der LDL-Partikel stärkt, sondern auch den Angriff der freien

Radikale schwächt. Manche Fettsäuren des Olivenöls können nämlich in verschiedenen Zellarten die Produktion freier Radikale bremsen. Außerdem enthält Olivenöl selbst eine Reihe von antioxidativen Stoffen, unter anderem Phenole und Vitamin E, die das „Verrosten" der Blutgefäße verzögern.

Untersuchungen mit Einzelstoffen, wie zum Beispiel Vitamin E, sind nicht frei von Widersprüchen. So zeigte eine große Studie (die Cambridge Heart Antioxidant Study) eine deutliche Verminderung der Infarkthäufigkeit bei Patienten, die Vitamin E einnahmen. Eine andere große Untersuchung (die HOPE-Studie) ergab dagegen, dass die Einnahme von Vitamin E die Entwicklung der koronaren Herzkrankheit nicht beeinflusst. In der wissenschaftlichen Pflanzenheilkunde, ist das Phänomen bestens bekannt, dass die Wirkung eines Einzelstoffes und die Wirkung eines Stoffgemisches, das diesen Einzelstoff unter vielen anderen enthält, ganz unterschiedlich ausfallen. Immer wieder ist zu sehen, dass das Stoffgemisch Vorteile hat. Weder experimentelle noch epidemiologische Ergebnisse geben einen Anlass, daran zu zweifeln, dass Olivenöl die Entstehung von Herz-Kreislauf-Erkrankungen hemmt.

Dr. Katan aus den Niederlanden hat aus den vorliegenden Befunden die folgende Empfehlung abgeleitet: „Der Schwerpunkt verlagert sich von der Fettreduktion hin zum Fettaustausch. Öle mit einem hohen Anteil an ungesättigten Fettsäuren, wie Olivenöl, könnten geeigneter sein als kohlenhydratreiche Diäten. Alle vorliegenden Daten sprechen für den Ersatz von gesättigten Fetten durch ungesättigte, nicht gehärtete Öle."

Die Ernährungsempfehlung heute lautet: Fettaustausch statt Fettverzicht bzw. Umstellung auf Olivenöl.

Olivenöl und Bluthochdruck

Große Bevölkerungsstudien haben einen eindeutigen Zusammenhang zwischen der Ernährung und dem Blutdruck gezeigt. Wo viel Kochsalz verwendet wird, liegt der Blutdruck im Durchschnitt höher als bei salzarmer Kost. Vegetarier haben deutlich niedrigere Blutdruckwerte als Nichtvegetarier. Auch die mediterrane Ernährungsweise beeinflusst den Blutdruck positiv. Die Bewohner Italiens zum Beispiel haben im Durchschnitt einen niedrigeren Blutdruck als die Einwohner Finnlands oder Schottlands. Welche Faktoren im Einzelnen für die niedrigeren Blutdruckwerte in den Mittelmeerländern verantwortlich sind, ist nicht bekannt. Wahrscheinlich wirken mehrere Faktoren zusammen, etwa der Ersatz von Fleisch durch vegetarische Produkte, die Verwendung von Olivenöl als Hauptnahrungsfett und möglicherweise auch die Zusammensetzung der Mineralstoffe in der Nahrung. Über die Ernährung hinaus sind eventuell auch genetische oder klimatische Einflüsse wirksam.

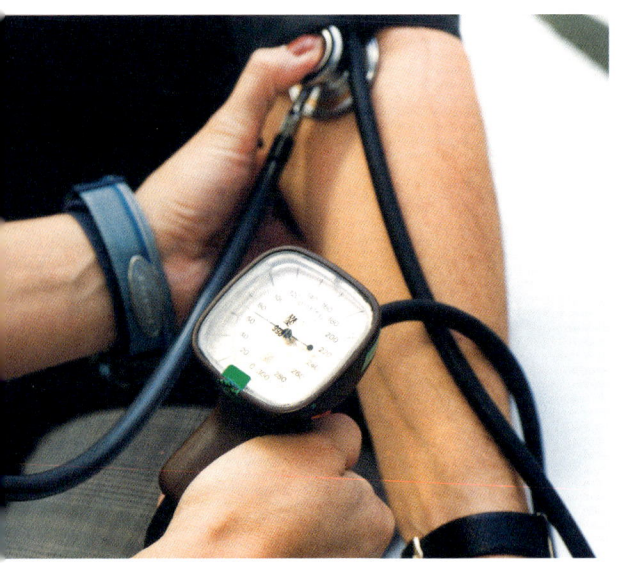

Olivenöl wirkt günstig bei Bluthochdruck.

Hinsichtlich der Ernährung mit Olivenöl ist das Ergebnis einer spanischen Studie von besonderem Interesse. Darin wurden Hochdruckkranke in zwei Gruppen aufgeteilt: Die eine erhielt viel Sonnenblumenöl, das reich an mehrfach ungesättigten Fettsäuren ist, und die andere vorwiegend Olivenöl, das 70 Prozent einfach ungesättigte Fettsäuren enthält. Schon nach vier Wochen zeigte die Olivenöl-Gruppe eine bemerkenswerte, statistisch sichere Blutdrucksenkung. Die Gruppe mit Sonnenblumenöl dagegen erlebte keine deutliche Wirkung.

Eine interessante italienische Studie machte praktisch die „Umkehrprobe", indem die normale mediterrane Kost vorübergehend durch eine Kostform mit reichlich gesättigten Fettsäuren ersetzt wurde. Die Teilnehmer verzichteten auf ihre angestammten Essgewohnheiten (vor allem Olivenöl, Getreideprodukte, Obst, Gemüse) und aßen nun mehr Milchprodukte und Fleisch. Schon nach sechs Wochen war der Blutdruck der Teilnehmer deutlich und statistisch sicher angestiegen. Nach Rückkehr zur mediterranen Küche normalisierte er sich wieder.

Auch wenn die großen Untersuchungen zum Thema Blutdruck und Ernährung noch Schwächen aufweisen (ungenaue Blutdruckmessung durch die Patients selbst, ungenaue Angaben zur Ernährung), so deuten ihre Ergebnisse doch klar auf einen günstigen Effekt vegetarischer und mediterraner Kostformen hin. Als Beispiel möchte ich das Multiple Risk Factor Intervention Trial (MRFIT) mit 1 200 Teilnehmern anführen, das zeigte, dass die Nahrungszufuhr von gesättigten Fettsäuren bzw. Cholesterin den Blutdruck erhöht. In der Nurses Health Study mit 58 000 zu Beginn der Studie gesunden amerikanischen Krankenschwestern dagegen wurde ein Zusammenhang nicht bestätigt.

Es gibt klare Hinweise, dass eine mediterrane Kost mit Olivenöl sowie viel Obst und Gemüse einen günstigen Blutdruckeffekt hat

Es ist heute sicher noch zu früh, um das letzte Wort über den Zusammenhang zwischen den Nahrungsfetten und dem Blutdruck zu sprechen. Es gibt aber klare Hinweise, dass eine mediterrane Kost mit Olivenöl sowie viel Obst und Gemüse einen günstigen Blutdruckeffekt hat. Da wir heute noch nicht genau wissen, ob dieser Effekt auf Einzelkomponenten (zum Beispiel ungesättigte Fettsäuren, Kalium, Ballaststoffe)

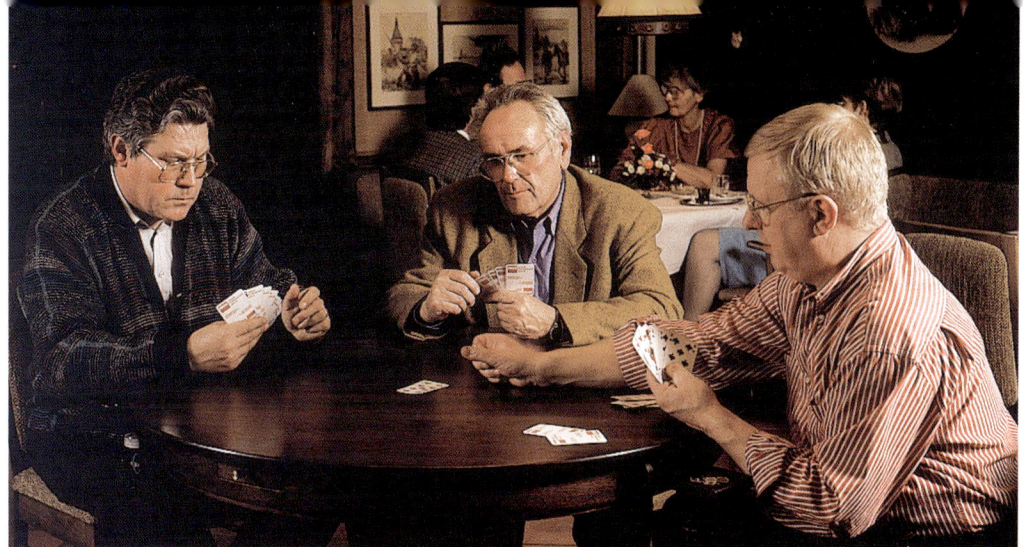

Olivenöl hält fit bis ins hohe Alter.

oder auf der Gesamtheit der mediterranen Kost beruht, kann die Empfehlung derzeit nur lauten: Orientieren Sie Ihre Ernährung *insgesamt* an den mediterranen Gewohnheiten (Kreta-Diät)!

Olivenöl und Hirnleistung

Es gibt heute schon Hinweise dafür, dass Olivenöl die Denkfähigkeit älterer Menschen verbessern könnte. Aus großen Untersuchungen (zum Beispiel SYSTEUR-Studie) weiß man, dass die mit zunehmendem Alter fortschreitende Einschränkung der Denkleistung auch mit dem erhöhten Blutdruck zusammenhängt. Durch blutdrucksenkende Medikamente ließ sich die Entwicklung der Altersdemenz verzögern. Da die mediterrane, olivenölreiche Ernährung den Blutdruck und die Arteriosklerose günstig beeinflusst, könnte sie auch der Altersdemenz entgegenwirken.

Das Ergebnis einer italienischen Studie deutet darauf hin, dass Olivenöl die Abnahme der geistigen Leistungsfähigkeit im Alter vermindern könnte. Dr. Panza aus Bari untersuchte 278 Männer und Frauen im mittleren Alter von 74 Jahren, die über eine Schulbildung von durchschnittlich 6 Jahren verfügten. Mithilfe einer rückblickenden Analyse der Ernährungsgewohnheiten (die sehr von der Erinnerungsfähigkeit der Teilnehmer abhängt) ergab sich, dass der Verzehr von einfach ungesättigten Fettsäuren, sprich Olivenöl, mit einer besseren geistigen Leistungsfähigkeit im höheren Lebensalter verbunden ist. Bei Teilnehmern mit weniger als 5 Jahren Schulbildung wirkte sich die Schutzfunktion des Olivenöls allerdings nicht aus. Trotz der sicherlich notwendigen Skepsis gegenüber der Untersuchungsmethode bietet dieses Resultat zumindest einen Ansatzpunkt für weitere Untersuchungen, die meiner Meinung nach berechtigt wären.

Kleine Gebrauchsanweisung zur Kreta-Diät

Gut praktikabel ist die Kreta-Diät vor allem dadurch, dass man seine Ernährung in der Regel nicht komplett umstellen muss. Es genügt, wenn man von einzelnen Nahrungsmitteln mehr und von anderen weniger isst. Sie dürfen also weiterhin (fast) alles essen, nur etwas mehr von dem einen, zum Beispiel 25 Prozent mehr Obst, und etwas weniger von dem anderen, zum Beispiel 30 Prozent weniger Fleisch. Die mediterrane Nahrungspyramide (siehe unten) hilft Ihnen bei der täglichen Nahrungsauswahl: Oben stehen die Nahrungsmittel, die sie reduzieren sollen, und unten jene, bei denen Sie mehr zugreifen dürfen. Der Weg von der mitteleuropäischen Durchschnittskost zur Kreta-Diät führt demnach über mehr Brot, mehr Obst, Gemüse inklusive Hülsenfrüchte, Geflügel und Seefisch, zu deutlich weniger Wurst, Fleisch und Eiern sowie zum Verzicht auf Butter und Sahne. Verwenden Sie als Kochfett sowie für Salate Olivenöl.

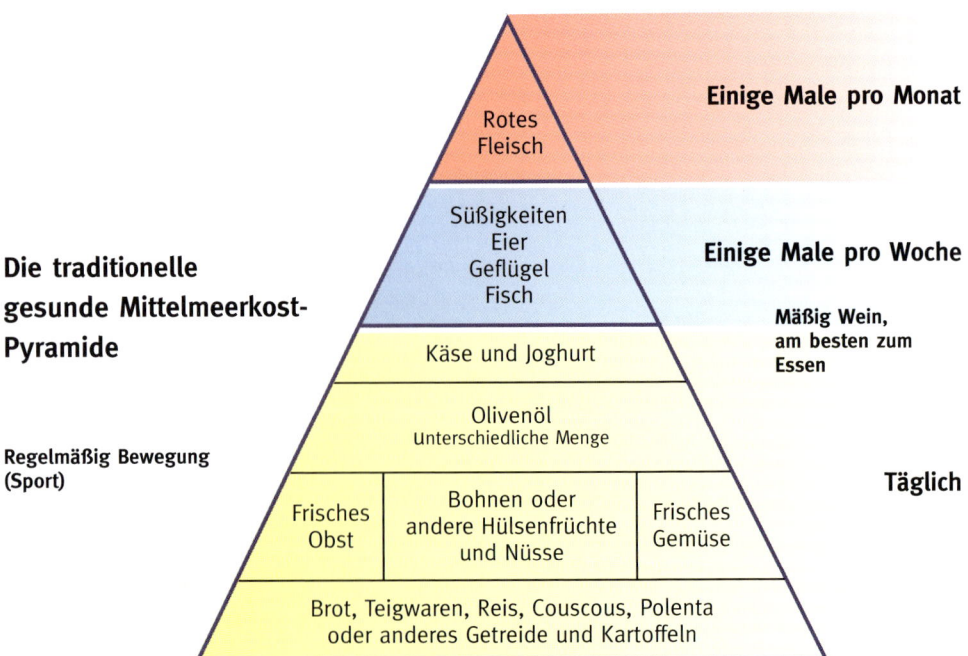

nach: Oldways Preservation & Exchange Trust and the President and Fellows of Harvard College

Olivenöl und Diabetes mellitus

Diabetes mellitus, die Zuckerkrankheit, ist eine recht häufige Stoffwechselerkrankung. Ich möchte hier den selteneren jugendlichen Diabetes (Typ I) außer Acht lassen, der auf einer Erkrankung der Bauchspeicheldrüse und einem zumeist kompletten Insulinmangel beruht, und nur den so genannten Altersdiabetes (Typ II) betrachten. Die Häufigkeit dieser Krankheit hat in den letzten 50 Jahren zugenommen. Erbfaktoren spielen bei der Entstehung des Diabetes Typ II zwar eine bedeutende Rolle, aber auch Ernährungseinflüsse und das Bewegungsverhalten sind wichtig.

Der Altersdiabetes entsteht oft über mehrere Vorstufen: Jahrzehnte vor dem Beginn der Zuckerkrankheit kann bereits eine Insulinresistenz bestehen. Die Gewebe des Körpers, vor allem die Muskulatur, reagieren weniger empfindlich auf das Blutzuckerhormon Insulin. In der Folge gelangen die Blutzucker-Moleküle langsamer vom Blut in die Muskelzellen. Die Bauchspeicheldrüse gleicht die verminderte Insulinwirkung durch eine verstärkte Insulinbildung aus, sodass der Blutzuckerspiegel noch normal bleibt. Eine Insulinresistenz tritt oft zusammen mit Bluthochdruck, Übergewicht und Fettstoffwechselstörungen auf, diese Kombination wird als metabolisches Syndrom bezeichnet. Es ist leicht zu sehen, dass sich hier mehrere Risikofaktoren der koronaren Herzerkrankung

verbündet haben. Der nächste Schritt in Richtung Alterszucker ist die so genannte Glukoseintoleranz. Sie liegt vor, wenn die Insulinproduktion nicht mehr ausreicht, um den Blutzucker nach einer kohlenhydratreichen Mahlzeit in angemessener Zeit zu normalisieren. Untersuchungen haben gezeigt, dass der Übergang von der Glukoseintoleranz zum Diabetes Typ II durch eine geeignete Ernährungsweise und vermehrte körperliche Aktivität noch verhindert werden kann.

Beim manifesten Diabetes ist der Blutzuckerspiegel dann sowohl nüchtern als auch nach einer Mahlzeit, über die Norm erhöht. Der Diabetes selbst macht dem Arzt weniger Sorgen als seine Folgeerkrankungen: Eine längerfristige schlechte Blutzuckereinstellung kann bis zur Erblindung, zum Nierenversagen und zum Verlust von Gliedmaßen führen. Herzinfarkte und Schlaganfälle treten bei schlecht eingestellten Diabetikern weit häufiger als bei Stoffwechselgesunden auf. Verantwortlich für diese Diabetesfolgen ist eine tiefgreifende Schädigung des Gefäßsystems, die sowohl die kleinsten Blutgefäße als auch die großen Arterien erfasst.

Wer ein erbliches Diabetesrisiko hat, sollte seine Ernährung auf Olivenöl umstellen, um der Entwicklung des Krankheitsbildes vorzubeugen.

Epidemiologische Untersuchungen haben gezeigt, dass eine vegetarische Ernährung hinsichtlich der Entwicklung eines Diabetes Typ II vorbeugend wirkt, während die verstärkte Zufuhr von Kohlenhydraten und gesättigten Fettsäuren die Entstehung dieser Diabetesform fördert. Eine in Japan und den USA durchgeführte Studie ergab, dass am ehesten *die* Patienten mit gestörter Glukosetoleranz einen Diabetes entwickeln, die einen hohen Anteil an tierischem Fett inklusive Cholesterin verzehren. In der erwähnten Nurses Health Study bekamen *die* Krankenschwestern, die das tierische Fett in ihrer Ernährung durch pflanzliches ersetzten, später am seltensten einen Altersdiabetes.

Worauf die vorbeugende Wirkung der pflanzlichen Fette beruht, ist im Einzelnen noch unklar. Dennoch erscheint die folgende Empfehlung gerechtfertigt: Wer ein erbliches Diabetesrisiko hat – das sind alle Menschen mit einem oder mehreren Diabetikern unter ihren Verwandten ersten Grades (Eltern, Geschwister) – sollte seine Ernährung von tierischen Fetten auf Olivenöl umstellen, um der Entwicklung des Krankheitsbildes vorzubeugen.

Wer bereits einen Diabetes Typ II hat, sollte genauso verfahren. Diese Maßnahme ist sogar von entscheidender Bedeutung, da das Risiko einer ausgeprägten Arteriosklerose mit allen Folgeschäden bei Diabetikern besonders hoch ist. Da pflanzliche Fette, vor allem Olivenöl, der Arteriosklerose vorbeugen, sollte der Speiseplan jedes Diabetikers vorwiegend diese Fette enthalten!

Aber nicht nur die Fettzusammensetzung der Nahrung, sondern auch die zugeführte Energie (Kalorienzahl) ist unbedingt zu berücksichtigen, da Übergewicht das Diabetesrisiko erhöht. Sowohl zur Vorbeugung als auch zur Behandlung des Diabetes heißt es: Abnehmen bei Übergewicht! Beide Ziele – erstens gesättigte Fettsäuren (tierisches Fett) durch einfach ungesättigte Fettsäuren (Olivenöl) ersetzen und zweitens Übergewicht auf Normalgewicht reduzieren – erreicht man am besten mithilfe der traditionellen Mittelmeerkost. Sie ist reich an einfach ungesättigten Fettsäuren, Ballaststoffen und Kohlenhydraten und ihre Kalorienzahl lässt sich einfach durch Anpassung der täglich verwendeten Menge an Olivenöl variieren. Wer abnehmen will oder muss, benutzt einfach weniger Olivenöl. (Nahrungsfett hat, wie Sie wahrscheinlich wissen, bei gleicher Menge doppelt so viele Kalorien wie Kohlenhydrate oder Eiweiße.)

Dr. Mancini von der Abteilung für Klinische und Experimentelle Medizin der Universität Neapel hat gezeigt, dass mit einer Kost, die viel Olivenöl, wenig gesättigte Fettsäuren, nur mäßig Kohlenhydrate, aber reichlich lösliche Ballaststoffe aus Obst, Gemüse und Getreide enthält, die besten Therapieerfolge bei Diabetikern erzielt werden. Mit dieser Kost gelang es, die für Diabetiker besonders gefährliche Erhöhung der Lipoprotein-Spiegel zu verringern, die Blutzuckerspiegel zu senken und die Insulinempfindlichkeit der Muskulatur wieder zu erhöhen. An der Studie von Dr. Mancini nahmen 6 000 zuckerkranke Männer und Frauen aus verschiedenen Regionen Italiens teil. Sie wurden, je nach ihrer Nahrungszufuhr an ungesättigten Fettsäuren, in drei Gruppen aufgeteilt. Die Gruppe, die das meiste Olivenöl verzehrte, hatte die niedrigsten Cholesterinspiegel und die niedrigsten systolischen Blutdruckwerte. Auch ihr Nüchternblutzucker war am geringsten. Dr. Mancini ist davon überzeugt, dass eine olivenölreiche Ernährung gegenüber den gefährlichen Folgeerkrankungen des Diabetes vorbeugend wirkt.

Olivenöl und rheumatische Gelenkerkrankungen

Wenn Sie meinen Bericht über die günstigen Effekte des Olivenöls bis hierher verfolgt haben, könnte Ihnen Olivenöl als ein „Allheilmittel" erscheinen. Das ist natürlich nicht ganz so! Auch durch zwei Esslöffel Olivenöl täglich wird das ewige Leben nicht erlangt. Dennoch bleibe ich dabei: Es gibt zahlreiche wissenschaftliche Hinweise und gute Gründe dafür, dass Olivenöl ein wesentlicher Bestandteil unserer täglichen Nahrung sein sollte.

Nun zu den Gelenkerkrankungen. Ein 1999 im angesehenen „American Journal of Clinical Nutrition" erschienener Artikel von Dr. Linos und Kollegen weist auf einen Zusammenhang zwischen Olivenöl und rheumatischen Gelenkerkrankungen hin. Dass ungesättigte Fettsäuren sowohl in der Vorbeugung als auch Behandlung dieser Gelenkerkrankungen einen positiven Ef-

fekt haben, war zuvor schon aus vielen Studien bekannt. Die Untersuchung von Dr. Linos aber zeigte direkt, dass Olivenöl eine schützende Rolle in diesem Zusammenhang spielen könnte.

Eine Kostform, die gekochtes Gemüse und Olivenöl in größeren Mengen enthält, beugt einer rheumatischen Arthritis vor.

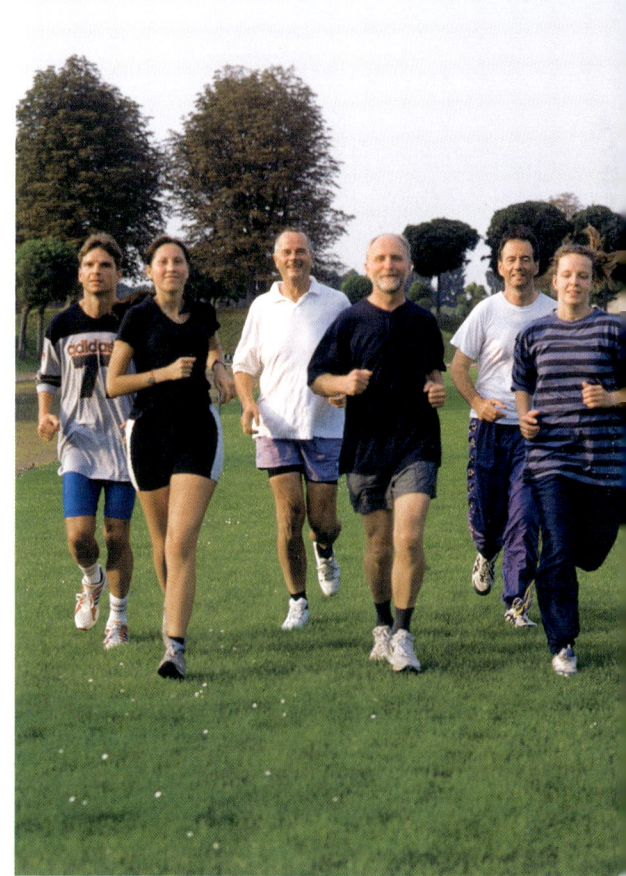

Olivenöl kann Gelenkerkrankungen vorbeugen.

Bei der Entstehung von rheumatischen Gelenkerkrankungen scheinen viele Faktoren wirksam zu sein: Erbanlagen, Hormone, Entzündungen, Autoimmunphänomene (die Immunabwehr wendet sich gegen körpereigene Stoffe), aber auch Viren und feuchtes Klima wurden angeführt. Dass Ernährungsfaktoren ebenfalls mit beteiligt sind, wurde sowohl im Tierexperiment als auch an Patienten gezeigt, wo die Gabe von Fischöl und Olivenöl die Symptome der rheumatischen Gelenkentzündung (Arthritis) besserte. Man vermutet, dass diese beiden Öle die Überträgerstoffe der Entzündung im Gelenk äußerst günstig beeinflussen.

Dass die traditionelle Kreta-Diät mit ihren Hauptbestandteilen Gemüse, Fisch und Olivenöl den Schweregrad der rheumatischen Arthritis lindert, wurde von Dr. Linos und Kollegen bereits 1991 im „Scandinavian Journal of Rheumatology" vertreten. Die 1999 publizierte Arbeit dieser Autoren belegt nun, dass das Risiko, an einer rheumatischen Gelenkentzündung zu erkranken, durch den regelmäßigen Verzehr von gekochtem Gemüse und Olivenöl deutlich verringert wird. Je mehr Olivenöl die Teilnehmer zu sich nahmen, desto geringer war ihr Risiko. Eine Kostform, die gekochtes Gemüse und Olivenöl in größeren Mengen enthält (Kreta-Diät), beugt demnach rheumatischer Arthritis vor.

Wer soll eine Kreta-Diät einhalten?

Wer bereits unter Angina Pectoris leidet oder schon einen Herzinfarkt hatte, sollte seine Ernährung unbedingt auf eine Kreta-Diät umstellen. Bisher gibt es kein Medikament, welches das weitere Risiko nach einem Herzinfarkt so günstig beeinflusst wie die Kreta-Diät. Ich möchte sie außerdem den Menschen besonders ans Herz legen, die Risikofaktoren für das Entstehen einer Arteriosklerose haben. Unter diesen Risikofaktoren hat die erbliche Veranlagung zur frühzeitigen Entstehung von Gefäßschäden wahrscheinlich eine vorrangige Bedeutung. Da dieser Risikofaktor mit unseren heutigen Mitteln nicht zu behandeln ist, sind unterstützende Maßnahmen wie die Kreta-Diät, genügend Bewegung und das Vermeiden schädlicher Einflüsse, wie zum Beispiel Rauchen oder Übergewicht, besonders wichtig. Da auch das höhere Lebensalter und das männliche Geschlecht zu den unbeeinflussbaren Risikofaktoren von Herz-Kreislauf-Erkrankungen zählen, sind Männer im mittleren und höheren Alter eine weitere Zielgruppe der Kreta-Diät. Auch wer übergewichtig ist, einen hohen Bluthochdruck, eine Zuckerkrankheit, erhöhte Blutfettwerte oder einen erhöhten Harnsäurespiegel hat, ist ein Muss-Kandidat für diese mediterrane Kostform. Auch stark gestresste Menschen sollten sich so ernähren. Prinzipiell kann jeder von der Kreta-Diät und ihrer vorbeugenden Wirkung profitieren!

Olivenöl und Übergewicht

Übergewicht ist ein weit verbreitetes Gesundheitsproblem, vor allem in den reicheren Ländern. Man schätzt, dass jeder dritte Österreicher, Deutsche oder Schweizer zu schwer ist. Durch die ständige Verfügbarkeit der Nahrungsmittel, den allgegenwärtigen Wettbewerb der besonders schmackhaften Zubereitung und die reichlich sprudelnden finanziellen Ressourcen der Konsumenten sind wir heute fast so weit, dass wir etwas zynisch sagen könnten: *„Alles was wir nicht essen, ist gesund für uns."* Übergewicht ist mehr als nur ein ästhetisches Problem, Übergewicht ist ein bedeutender Risikofaktor für zahlreiche Erkrankungen, die wir auch als „Zivilisationserkrankungen" bezeichnen.

Was kann Übergewicht bewirken?

Offensichtlich führt ein zu hohes Körpergewicht zu einer vermehrten Belastung und verstärkten Abnutzung des Bewegungsapparates. Vor allem die Wirbelsäule und die großen, Last tragenden Gelenke wie das Hüft- und das Kniegelenk entwickeln mit der Zeit durch Knorpelabrieb und Fehlstellungen sehr schmerzhafte Gelenkerkrankungen (Arthrosen).

Überernährung verschiebt auch das Gleichgewicht zwischen „gutem" und „schlechtem" Cholesterin im Blut zugunsten des schlechten und fördert so die Entstehung der Arteriosklerose und der koronaren Herzkrankheit. Übergewichtige Menschen leiden wesentlich häufiger als normalgewichtige an Bluthochdruck; die Hälfte der Hochdruckpatienten ist übergewichtig! Schlaganfälle und Herzinfarkte kommen bei Korpulenten häufiger vor, auch Gallensteine.

Zu alledem zeigen Schwergewichtler auch eine verstärkte Neigung zum Altersdiabetes, der durchaus schon bei 40-Jährigen auftreten kann. Große epidemiologische Untersuchungen weisen auch auf einen Zusammenhang zwischen Krebs und Übergewicht hin: Brust-, Dickdarm- und Prostatakrebs beispielsweise treten bei Übergewichtigen häufiger auf.

Natürlich ist auch das Lebensgefühl von korpulenten Menschen („Dicken") oft beeinträchtigt. Nicht nur das ästhetische Problem, die abschätzigen Blicke, das Getuschel hinter dem Rücken und eigene Schuldgefühle, sondern auch die Mühsal der täglichen Bewegung beeinträchtigen das Wohlbefinden.

Was führt zum Übergewicht?

Die Ursachen von Übergewicht sind komplex. Sie liegen unter anderem in der leichten Verfügbarkeit der Nahrungsmittel, in den Gewohnheiten der Nahrungsauswahl (Süßwaren, kalorienreiche Delikatessen usw.), im „Lebensstil" und sicher auch in der Bedeutung, die das Essen bzw. Schlemmen oder Naschen im Leben eines Menschen gewonnen hat.

Der Weg zum Übergewicht beginnt oft schon früh. „Gut genährte" Babys neigen später eher zu Übergewicht als zurückhaltend oder angemessen ernährte. Nicht nur die Zahl der Fettzellen des Körpers, sondern auch die Essgewohnheiten, die eine bedeutende Rolle für das Körpergewicht spielen, werden schon in früher Kindheit geprägt. Übergewicht ist in aller Regel keine Erbkrankheit, sondern fast immer eine Folge der Lebens- und Essgewohnheiten, die meistens dem Muster der Eltern folgen. Dass Übergewicht eine „Drüsengeschichte" sei, wie auch heute noch viele Menschen glauben, trifft nur ganz selten zu, etwa bei Patienten mit Schilddrüsenunterfunktion.

Welche Essgewohnheiten machen dick?

Die Antwort ist ganz einfach: der Verzehr kalorienreicher Nahrungsmittel im Übermaß. Da Fett die meisten Kalorien hat – etwa doppelt so viele wie Kohlenhydrate oder Eiweiße –, tragen vor allem die offensichtlichen und versteckten Fette (Fleisch, Wurst, Milchprodukte, Soßen, Torten usw.) zum Aufbau von Fettpolstern bei. Der Verzehr von Süßwaren (Schokolade, Kekse, Kuchen, Eis usw.) hat ebenfalls eine große Bedeutung für die Entstehung und Erhaltung des Übergewichts: Diese Kalorien werden oft zusätzlich als Nachtisch, Zwischenmahlzeit, Seelentröster oder Betthupferl zugeführt, wenn der Energiebedarf bereits durch die Hauptmahlzeiten gedeckt ist. Berücksichtigen Sie auch, dass Süßwaren oft nicht nur Zucker, sondern auch versteckte Fette enthalten. Damit kein falscher Eindruck entsteht, möchte ich an dieser Stelle hervorheben, dass Süßwaren zu den Kulturleistungen des Menschen gehören.

Wie wäre es aber, wenn Sie einen schönen Eisbecher oder ein Stück Torte gelegentlich anstelle einer Hauptmahlzeit genießen würden? Beim Kalorienzählen darf auch der Alkoholkonsum nicht vergessen werden. Alkohol steigert nicht nur den Appetit, sondern beschleunigt auch den Umbau der aufgenommenen Nahrungsstoffe in Fett.

Was kann man gegen Übergewicht tun?

Die mediterrane Kost wirkt sich ausgesprochen günstig auf das Körpergewicht aus. Wer abnehmen möchte, hat hier eine rundum gesun-

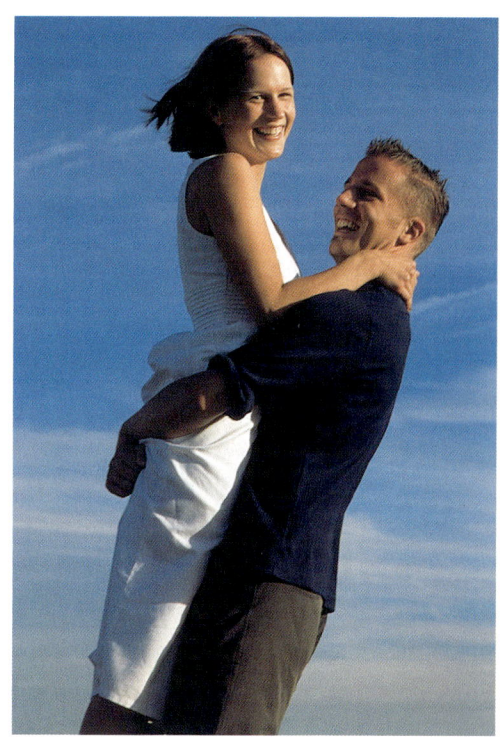

Mediterrane Kost hilft schlank zu bleiben.

de und ausgewogene Diät, auf die er bzw. sie sich verlassen kann. Ein bemerkenswertes Beispiel für den Erfolg dieser Diät ist mein Freund Johann Lafer, mit dem ich zusammen vor zwei Jahren das Buch „Die Kreta-Diät" geschrieben habe. Er hat sich damals mit der Materie ausgiebig beschäftigt, seine Ernährung umgestellt und innerhalb eines Monats 5 Kilogramm Gewicht verloren.

Komponenten der Kreta-Diät, die zu diesem erfreulichen Effekt beitragen, sind vor allem ihr hoher Ballaststoff-Anteil (viel Obst, Gemüse und Getreideprodukte) sowie ihr geringer Wurst- und Fleischanteil (um die Hälfte weniger Wurst und um ein Drittel weniger Fleisch außer Geflügel im Vergleich zur mitteleuropäischen Durchschnittskost). Überdies gibt es Hinweise dafür, dass Olivenöl selbst einen appetitzügelnden Effekt hat. Obwohl Olivenöl als Fett mit 9 Kilokalorien pro Gramm zu Buche schlägt, bewirkt es als Bestandteil einer ballaststoffreichen, fleischarmen und fast butterfreien Kostform, in der Süßigkeiten und Alkohol nicht regelmäßig und dann nur in Maßen genossen werden, keine Gewichtszunahme, sondern bei maßvoller Verwendung das Gegenteil.

Für das Körpergewicht und auch für die übrigen Gesundheitswirkungen ist es allerdings entscheidend, dass Olivenöl die tierischen Fette weitgehend ersetzt. Es geht nicht darum, Olivenöl – wie ein Medikament – zusätzlich zu der angestammten Ernährung zu verwenden, die zum Übergewicht geführt hat!

Wer abnehmen möchte, muss auch bei der Kreta-Diät zunächst die Kalorien zählen und auf kalorienreiche „Zugaben" (fette Soßen, doppelte Portion, Süßspeisen als Nachtisch, mehr als ein Glas Wein usw.) konsequent verzichten. Wenn man nach einiger Zeit die Kalorienträger kennt und die Essensmenge im Griff hat, kann man das Kalorienzählen wieder einstellen. Die Kreta-Diät ist für „Diätverstöße" wenig anfällig, sofern man ihr Konzept verstanden hat und beherzigt.

Olivenöl und Krebserkrankungen

Krebserkrankungen verursachen etwa ein Fünftel aller Todesfälle in Europa. Zahlreiche epidemiologische Studien haben gezeigt, dass die Zahl der Krebstoten in den mittel- und nordeuropäischen Ländern wesentlich höher ist als in den Mittelmeerländern. Man weiß heute, dass etwa ein Drittel aller Krebserkrankungen durch falsche Ernährung entsteht. Zu den Krebs begünstigenden (karzinogenen) Ernährungsfaktoren gehört zum einen die Zusammensetzung der Nahrung (zum Beispiel hoher Fettanteil, Vitaminmangel). Aber auch Lebensmittel-Zusatzstoffe und Schadstoff-Rückstände in Nahrungsmitteln erhöhen das Krebsrisiko. Auch die Nahrungsmittelherstellung und -zubereitung spielt eine Rolle, zum Beispiel durch karzinogene Stoffe, die beim Braten, Grillen oder Räuchern entstehen. Nicht zuletzt auch durch Verwesungs- oder Zerfallsprozesse können Krebs erzeugende Stoffe in die Nahrung gelangen, wie zum Beispiel die Aflatoxine, die beim Verschimmeln entstehen. Die Zahl der Ernährungsfaktoren, die bei Krebs eine Rolle spielen, scheint recht groß zu sein.

Auch das Körpergewicht beeinflusst das Krebsrisiko. Übergewicht ist ein eindeutiger Risikofaktor für den Brust-, Prostata-, Gebärmutter- und Gallenblasenkrebs. Dickdarmkrebs tritt ebenfalls mit steigendem Körpergewicht vermehrt auf und ein Zusammenhang zwischen Übergewicht und Nierenkrebs gilt als wahrscheinlich. Allerdings wissen wir heute noch nicht, wie Übergewicht das Krebsrisiko erhöht. Möglicherweise hängt dieses Risiko auch von der Menge der zugeführten karzinogenen Stoffe ab.

Epidemiologische Untersuchungen haben darauf hingewiesen, dass die verzehrte Fettmenge direkt mit der Entstehung von Dickdarm-, Brust- und Prostatakrebs zusammenhängt. Eine prospektive Studie an 337 800 Frauen, von denen im Laufe der Beobachtungszeit 5 000 an Brustkrebs erkrankten, hat den Zusammenhang zwischen Fettzufuhr und Brustkrebs allerdings nicht bestätigt. Bei einer prospektiven Studie werden die zu Beginn gesunden Teilnehmerinnen über einen vorher festgelegten Zeitraum (oft mehrere Jahre lang) nachuntersucht. Da in dieser Zeit alle interessanten Faktoren (zum Beispiel der Fettverzehr) kontrolliert erfasst werden können, genießt eine prospektive Studie unter Ärzten und Wissenschaftlern eine hohe Glaubwürdigkeit.

Vorliegende Untersuchungen sprechen dafür, dass der regelmäßige Verzehr von Olivenöl das Risiko für bestimmte Krebsarten senkt. Die meisten dieser Studien betreffen den Brust- und den Magenkrebs. Brustkrebs ist die häufigste Krebserkrankung bei Frauen im deutschsprachigen Gebiet. Seine Häufigkeit in den europäischen Ländern variiert ziemlich stark. In Südeuropa ist die Wahrscheinlichkeit, an Brustkrebs zu erkranken, relativ gering. Das Nord-Süd-Gefälle scheint aber nicht so sehr auf genetischen Unterschieden, sondern mehr auf Ernährungs- und Umweltfaktoren zu beruhen. Man hat dies aus folgender Beobachtung geschlossen: Frauen, die aus einem Land mit niedriger Brustkrebsrate in ein Land mit hoher Rate kommen und dort längere Zeit leben (zum Beispiel Griechinnen, die nach Deutschland ziehen), erkranken ebenso häufig an Brustkrebs wie die ursprünglichen Bewohnerinnen dieses Landes.

Obwohl die oben angeführte große prospektive Studie keine Verbindung zwischen dem Fettkonsum und dem Brustkrebsrisiko erkennen ließ, zeigten mehrere bemerkenswerte Untersuchungen einen leichten positiven Effekt von Olivenöl auf dieses Risiko. Eine italienische Studie an 2 500 Frauen wies eine vorbeugende Wirkung von Olivenöl nach, während Margarine das Brustkrebsrisiko nicht tangierte. Eine grie-

Vorliegende Untersuchungen sprechen dafür, dass der regelmäßige Verzehr von Olivenöl das Risiko für bestimmte Krebsarten senkt.

chische Untersuchung bestätigte dieses Ergebnis: viel Olivenöl, wenig Brustkrebs. Wie Olivenöl diese Schutzfunktion entfaltet, wissen wir aber noch nicht.

Magenkrebs ist die dritthäufigste Krebsart in Europa. Die höchste Magenkrebsrate in Europa hat Italien. Normalerweise tritt diese Krebsart in den unteren Gesellschaftsschichten und in weniger entwickelten Gebieten besonders häufig auf. Dies ist in Italien jedoch genau umgekehrt. Man hat zahlreiche Studien zu diesem Thema durchgeführt und viel versprechende Hinweise auf eine Schutzwirkung von Olivenöl erhalten: Es zeigte sich nämlich, dass Magenkrebs in den Regionen, wo viel Olivenöl konsumiert wird, trotz der ausgeprägten Armut der Bevölkerung relativ selten ist.

Die amerikanische Krebsgesellschaft hat Richtlinien zum Schutz vor Krebs veröffentlicht, die sehr nützlich sind. Jeder kann sich daran halten und damit für seine Gesundheit – auch über die Krebsvorbeugung hinaus – aktiv werden. Mit den folgenden sechs Punkten beschränkt sich die amerikanische Krebsgesellschaft ganz bewusst auf die nach dem derzeitigen Stand der Wissenschaft bewiesenen Empfehlungen:

1. Vermeiden Sie Übergewicht.
2. Verringern Sie Ihre Gesamtfettzufuhr.
3. Essen Sie reichlich Gemüse und Obst.
4. Nehmen Sie mehr Ballaststoffe zu sich.
5. Reduzieren Sie übermäßigen Alkoholkonsum.
6. Vermeiden Sie den Verzehr von geräuchertem, geselchtem und gepökeltem Essen.

Dieses Kapitel über die häufigsten, wichtigsten und schicksalhaftesten Erkrankungen hat verdeutlicht, dass Olivenöl nicht nur eine kulturelle, wirtschaftliche und gastronomische, sondern auch eine große medizinische Bedeutung hat. An manchen Stellen hinkt die Wissenschaft mit ihrer Beweisführung – so unser Eindruck – noch etwas hinter der im Alltag bereits ersichtlichen Wirkung einer gesunden, olivenölreichen Ernährung her. Lassen Sie sich davon nicht beirren, sondern erheben Sie das „flüssige Gold" Homers am besten noch heute zu Ihrem persönlichen Ernährungsstandard. Bedenken Sie dabei aber auch, dass nicht das Olivenöl allein, sondern dass die Gesamtheit der Vorzüge der mediterranen Kost – der weitgehende Verzicht auf tierisches Fett, der verstärkte Verzehr von Obst und Gemüse mit ihren Ballaststoffen und schützenden Pflanzeninhaltsstoffen, der mäßige Einsatz des herzschützenden Rotweins –, dass all dies – zusammen mit der Genügsamkeit, aber auch der Genuss- und Sinnenfreude der Bewohner der Mittelmeerländer – Ihre Gesundheit erhält.

In der griechischen und römischen Antike stand die Heilkunst noch in einer viel engeren Beziehung zu den natürlichen Ressourcen als bei uns heute. So lernte Aristeos, der Sohn des Gottes Apollon und der Nymphe Kyrene, von seinen verschiedenen Ammen und Beschützern nicht nur die Kunst des Heilens, der Prophezeiung und der Jagd, sondern auch die für Bauern so wichtige Kunst der Bienenzucht und des Olivenanbaus.

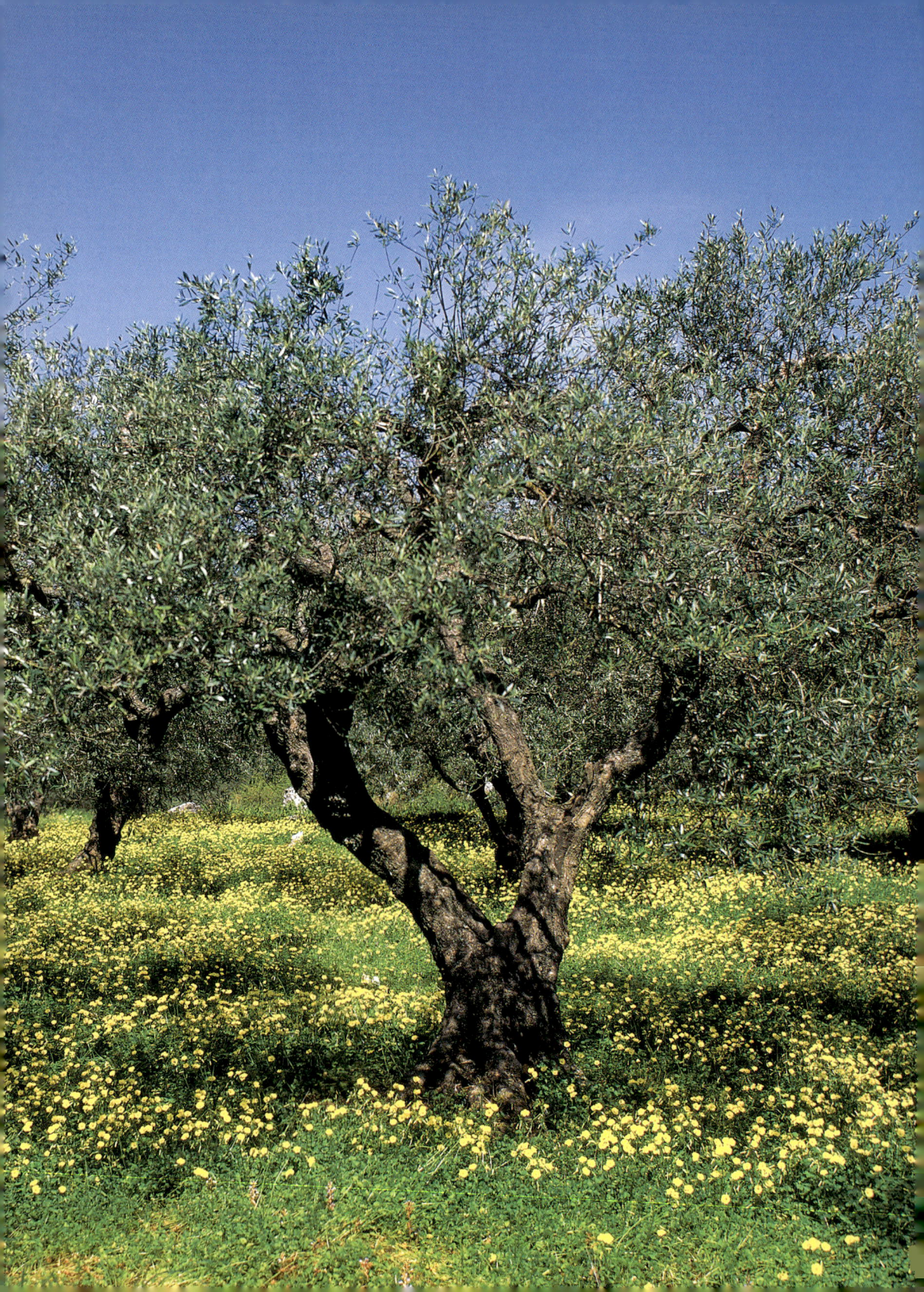

Ein altes Hausmittel –

neu entdeckt

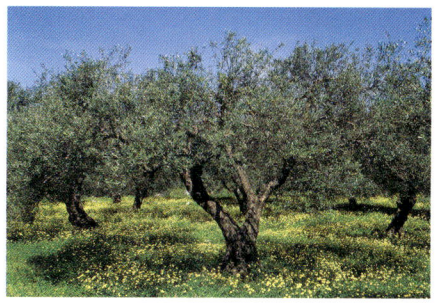

Ehe das Olivenöl seinen Platz in der Küche einnahm, der ihm heute zukommt, wurde es vor allem in der Körperpflege verwendet. Wenn sich die Griechen ins Bad begaben, hatten sie immer ihre Phiole mit Öl dabei. Nach dem Bad rieben sie ihren Körper mit Olivenöl ein, um ihn zu wärmen und anzuregen und um das Austrocknen der Haut durch das vielerorts kalkhaltige Wasser zu vermeiden.

In unserer modernen Zeit, in der immer mehr Menschen an Allergien und Unverträglichkeiten leiden, ist eine reizlose, aber wirksame Hautpflege wichtiger denn je. Obwohl das „grüne Gold" aus der Olive in den letzten Jahren geradezu einen Boom erlebt, wird seine Bedeutung für die Hautpflege meist noch unterschätzt. Neue Untersuchungen haben nun gezeigt, dass dieses – im Verhältnis zu den klassischen Kosmetikölen – preiswerte Öl aufgrund seiner Zusammensetzung geradezu ideal für unsere Haut ist: Olivenöl hat einen hohen Anteil an einfach ungesättigten Fettsäuren und ist in seiner Zusammensetzung unserem Hautfett sehr ähnlich. Dadurch wird es von der Haut gut

absorbiert und vermischt sich mit dem körpereigenen Hydrolipidmantel (dünne Schicht aus Fett und Feuchtigkeit) der Haut. Es dringt tief in die Hornschicht der Haut ein und bindet die Feuchtigkeit in den Zellzwischenräumen. Da gleichzeitig eine Rückfettung der Haut erfolgt, verschwinden die unangenehmen Symptome der Hauttrockenheit, das Spannungsgefühl und die Hautreizung. All dies beugt einer frühzeitigen Faltenbildung vor.

Olivenöl ist aufgrund seiner Zusammensetzung geradezu ideal für die Hautpflege.

Olivenöl enthält einen Anteil von etwas mehr als 1 Prozent an „Unverseifbarem". Das sind wichtige Fettbegleitstoffe, wie zum Beispiel Pflanzenfarbstoffe, Phytosterole, Spurenelemente, Aromastoffe und Vitamine, die zum Teil auch als Schutzstoffe gegen freie Radikale wirksam sind. Diese aggressiven chemischen Verbindungen greifen nicht nur die Gefäßwand, sondern auch Hautzellen an und können dadurch zur vorzeitigen Hautalterung führen. Die Menschen des Mittelmeerraums schützen sich seit eh und je mit Olivenöl gegen die Sonne. Verantwortlich für den leichten UV-Schutz von Faktor 3 bis 4 sind die so genannten phenolischen Verbindungen, die ebenfalls zu den Fettbegleitstoffen im Olivenöl gehören.

In der herkömmlichen Kosmetik werden Öle hauptsächlich in raffinierter Form und nur selten als natürliche Öle verwendet. Raffinierte Öle aber enthalten praktisch keine natürlichen bioaktiven Substanzen mehr. Bei genauem Hinsehen wird klar, dass die naturkosmetischen Produkte, die bereits heute den hohen Anforderungen der zukünftigen Richtlinien der kontrollierten Naturkosmetik entsprechen, in ihrer lebendigen Ganzheit den vielfältigen Bedürfnissen unserer Haut viel besser gerecht werden als die herkömmliche industrielle Kosmetik mit ihren zumeist synthetisch hergestellten Einzelstoffen. Von der enormen Umweltbelastung durch die Kosmetikindustrie ganz zu schweigen!

Schön mit Olivenöl – Haut- und Haarpflege

Bisher gibt es nur eine einzige Firma, die naturkosmetische Produkte auf der Basis von biologischem Olivenöl herstellt, einige weitere verwenden es als Zutat. Sie können sich jedoch nach unseren Rezeptvorschlägen mit wenigen Zutaten, die leicht erhältlich sind, selbst einfache und wirksame Pflegeprodukte herstellen. Wenn in den folgenden Rezepten von Olivenöl die Rede ist, meinen wir immer natives Olivenöl extra aus kontrolliertem biologischen Anbau.

Oliven-Gesichtscreme (I)

Schutz und Pflege für eher trockene und sensible Haut, für Tag und Nacht

Zutaten:

5 g Bienenwachs
15 g Lanolin-Anhydrid (2 Kaffeelöffel)
40 g Rosen- oder Orangenblütenwasser
40 g Olivenöl
10 Tropfen ätherisches Öl: Rose, Neroli, Jasmin oder Ylang Ylang

Zubereitung:

Lanolin und Bienenwachs im heißen Wasserbad schmelzen. Olivenöl hinzufügen und alles auf 60 °C erhitzen. Auch das Rosen- oder Orangenblütenwasser auf 60 °C erwärmen. Schmelze vom Feuer nehmen, langsam das Wasser mit dem Handmixer einrühren. Handwarm die ätherischen Öle eintropfen. Kaltrühren und in Cremetiegel abfüllen.

Anwendung:

Diese reichhaltige Creme lässt sich gut auf der Haut verteilen und hinterlässt ein angenehm weiches Hautgefühl. Verwenden Sie die Creme sparsam und massieren Sie sie gut ein.

Hinweise:

1. Wasserfreies Lanolin, das Sie unter der Bezeichnung Lanolin-Anhydrid in der Apotheke kaufen können, dient als Emulgator von Fett und Wasser. Achten Sie darauf, dass es keine Pestizidrückstände enthält und dass der Geruch durch Wasserdampf entzogen wurde.

2. Blütenwässer und ätherische Öle kaufen Sie bei Naturkosmetikherstellern, in Reformhäusern oder Naturkostläden. Kaufen Sie nur Essenzen, die als 100 Prozent reines ätherisches Öl angeboten werden. Essenzen, die als Aromaöle, Duftöle oder naturidente Öle bezeichnet werden, sind meist (halb-)synthetisch!

Oliven-Gesichtscreme (II)

Schutz und Pflege für Mischhaut, fette oder unreine Haut, für Tag und Nacht

Zubereitung:

Ersetzen Sie bei der Oliven Gesichtscreme (I) das Rosenwasser durch Hamameliswasser und beduften Sie die Creme mit ätherischem Lavendel-, Salbei-, Zitronen- oder Zypressenöl.

Oliven-Regenerationscreme

Zellschutz gegen vorzeitige Hautalterung

Zutaten:

5 g Bienenwachs

15 g Lanolin-Anhydrid

5 g Sanddornöl

25 g Olivenöl

40 g Rosenwasser

5 Tropfen ätherisches Rosenöl

3 Tropfen ätherisches Weihrauchöl

2 Tropfen ätherisches Ylang Ylang

Zubereitung:

wie Oliven-Gesichtscreme (I)

Anwendung:

Durch die Beigabe des kräftig orangefarbenen Sanddornöls mit seinen hoch ungesättigten Fettsäuren, Farbstoffen, Flavonoiden und Vitaminen eignet sich diese Creme hervorragend zur Vorbeugung gegen Zellschäden durch zu viel Sonne. Als „After-sun-Creme" repariert sie die von der Sonne angegriffenen Zellen und schützt damit die Haut gegen vorzeitige Alterung. Die Oliven-Regenerationscreme ist auch eine ausgezeichnete Pflegecreme für Menschen, die zu Ekzemen, Neurodermitis und Schuppenflechte neigen oder eine spröde, trockene, rissige Haut haben.

Hinweis:

Sanddornöl ist eines der wirksamsten Öle für therapeutische Zwecke in der Hautpflege. Wegen seiner intensiven Farbe soll es mit anderen Ölen gemischt werden.

Oliven-Gesichtsreinigungsöl

Fett und Feuchtigkeit der Haut bleiben bei der Reinigung mit diesem Öl erhalten; es ist die schonendste Art, die Haut zu reinigen.

Zutaten:

100 ml Olivenöl

20 Tropfen ätherisches Lavendelöl

10 Tropfen ätherisches Orangenöl

Zubereitung:

Zutaten vermischen und in eine Glasflasche abfüllen.

Anwendung:

nur am Abend

Bei trockener, sensibler Haut: Etwas Öl in die feuchten Hände geben, auf Gesicht und Hals auftragen, kurz einwirken lassen und dann mit feuchtem Wattebausch entfernen. Danach Gesicht mit heißem Wasser waschen.

Bei eher fetter, unreiner Haut: Etwas Öl in die feuchten Hände geben, ein wenig Naturshampoo dazurühren, Gesicht und Hals mit dieser Mischung abreiben, kurz einwirken lassen, mit lauwarmem Wasser abwaschen. Finden Sie selbst heraus, welches Mischungsverhältnis für Ihre Haut passt. Die Haut darf nach der Reinigung nicht spannen!

Abschminken des Augen-Make-ups: Etwas Oliven-Gesichtsreinigungsöl auf befeuchteten Wattepad träufeln, sanft auf die Augenlider drücken und vorsichtig abwischen.

Oliven-Gesichtsmassageöl

Für trockene Haut sowie Haut mit Neigung zu Ekzemen, Neurodermitis und Schuppenflechte (siehe Hinweis)

Zutaten:

25 ml Olivenöl

5 ml Sanddornöl

5 Tropfen ätherisches Rosenöl, Weihrauch oder Ylang Ylang

Zubereitung:

Die Zutaten gut vermischen.

Anwendung:

Mindestens einmal wöchentlich. Diese Behandlung kann gut während eines heißen Bades durchgeführt werden. Tragen Sie reichlich Öl auf Gesicht und Hals auf und massieren Sie in kleinen, kreisenden Bewegungen von der Stirn nach unten. Lassen Sie danach das Öl noch etwas einwirken und entfernen Sie zuletzt überschüssiges Öl, indem Sie ein Kosmetiktuch auflegen und leicht andrücken. Neben ihrer hautregenerierenden Wirkung entspannt die Gesichtsmassage auch die Gesichtsmuskulatur, was Falten vorbeugt. Ihre Haut wird durch die rötliche Farbe des Öls leicht getönt

Hinweis:

Bei Neurodermitis oder Schuppenflechte verwenden Sie ätherisches Lavendel- und Geranienöl.

Oliven-Kräuteröle

Zur optimalen Pflege der Haut

Zubereitung:

Sie können praktisch aus allen Kräutern, Blüten und Wurzeln einen Ölauszug (Mazerat) herstellen. Dazu geben Sie die Pflanzenteile frisch oder getrocknet in Olivenöl: 1 Teil der Pflanze wird mit 2 bis 3 Teilen Olivenöl übergossen und gut verschlossen 3 bis 5 Wochen an einen warmen Ort gestellt. Öfters umrühren oder schütteln, zuletzt abseihen und – wenn gewünscht – mit ätherischen Ölen „verfeinern" bzw. die Wirkung verstärken (für Erwachsene ca. 25 bis 30 Tropfen auf 50 ml Kräuteröl). Am Ende sind die Wirkstoffe der Pflanze im Olivenöl gelöst. Rosmarin und Pfefferminze wirken anregend und durchblutungsfördernd. Lavendel wirkt beruhigend, entspannend und hautklärend. Die Zitronenmelisse ist eine aromatische und beruhigende Pflanze. Ringelblumenblüten empfehlen sich bei Entzündungen und Rötungen der Haut, bei Prellungen und schlecht heilenden Wunden.

Anwendung:

Als duftendes Badeöl: Damit sich das Öl im Wasser besser verteilt, verrühren Sie 2 Esslöffel Öl mit 4 Esslöffeln Rahm oder 1 Esslöffel Honig. Nach dem Bad die Haut vorsichtig trocknen – abtupfen statt reiben –, damit der pflegende Ölfilm auf der Haut bleibt.

Als pflegendes Massageöl: Vertrauen Sie Ihrer Intuition und verwenden Sie als Zusatz die ätherischen Öle, die Ihnen Wohlgefühl vermitteln und sowohl die Seele als auch die Muskeln entspannen.

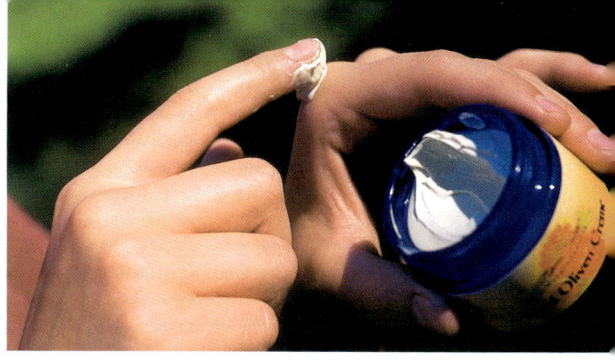

Olivenpflegeöl für Hände und Füße

Zutaten:

3 Esslöffel Olivenöl (falls vorhanden Oliven-Ringelblumenöl; siehe S. 65)
1 Spritzer Zitronensaft
5 Tropfen ätherisches Zitronenöl

Anwendung:

Handmassage (einmal wöchentlich): Das Öl leicht erwärmen, mit kleinen kreisenden Bewegungen am Handgelenk beginnend über den Handrücken bis zu den Fingerspitzen massieren, Fingernägel mit einbeziehen, zum Schluss die Innenseite der Hände massieren.

Fußmassage: Nach einem warmen Fußbad das Öl mit beiden Händen gut in die Füße einarbeiten.

Weitere Tipps zur Handpflege: Cremen Sie Ihre Hände regelmäßig nach dem Händewaschen mit einer reichhaltigen Creme ein. Sie können dazu die Oliven-Gesichtscreme (I) verwenden. Um zu vermeiden, dass die Handinnenflächen ölig werden, geben Sie die Creme auf den Handrücken und verteilen sie mit dem anderen Handrücken so, dass die Innenflächen wenig Fett abbekommen. Pflegen Sie Ihre Nägel regelmäßig mit einem „Nägel-Olivenbad", damit sie elastisch bleiben und nicht brüchig werden.

Oliven-Duschölbad (I)

Für trockene Haut

Zutaten:

100 ml Naturshampoo

50 ml Olivenöl

Zubereitung:

Zutaten gut vermischen und durchschütteln.

Anwendung:

Wenn Sie dieses Oliven-Duschölbad verwenden, brauchen Sie Ihre Haut nach dem Duschen nicht mehr einzucremen, da sie schon weich und geschmeidig ist. Ihre Haut wird zugleich gereinigt und gepflegt.

Hinweis:

Vor jeder Anwendung schütteln, da sich Öl und Shampoo wieder entmischen können.

Oliven-Duschölbad (II)

Für angegriffenes, sprödes Haar, gespaltene Haarspitzen, trockene Kopfhaut

Zutaten:

Oliven-Klettenwurzelöl (1 Hand voll getrocknete Klettenwurzeln, ¼ Liter Olivenöl)

je 1 ml ätherisches Vetiver-, Sandelholz- und Orangenöl

Zubereitung:

Klettenwurzeln mit leicht angewärmtem Olivenöl übergießen. Gut verschlossen 3 Wochen an einen warmen Ort stellen und öfters durchschütteln. Abseihen, ätherische Öle zufügen und in einer dunklen Flasche aufbewahren.

Anwendung:

Haarpackung: Etwa 5 ml Oliven-Klettenwurzelöl in ein Eigelb gut einrühren, auf das feuchte Haar und den Haarboden auftragen und mindestens eine halbe Stunde unter einer warmen Plastikhaube einwirken lassen. Danach das Haar zweimal gründlich waschen und mit einer Essig-Wasser-Spülung (1:7) klären. Bei der alternativen „Haarkur ohne Ei" würden Sie Ihr angefeuchtetes oder gewaschenes Haar nur mit Oliven-Klettenwurzelöl „tränken".

Haarspitzenpflege: Vor jeder Haarwäsche die Haarspitzen mit Oliven-Klettenwurzelöl einreiben.

Hinweis:

Sonne und Meer schaden dem Haar – verwöhnen Sie es daher nach jedem Urlaub!

Babypflege

Die zarte, empfindliche Haut eines Säuglings ist um einiges dünner als die Haut eines Erwachsenen, sie produziert weniger Hautfarbstoff (Melanin) und verfügt noch nicht über einen voll entwickelten Hydrolipidmantel. Daher sind die Schutzfunktionen der Babyhaut noch nicht voll ausgeprägt.

Herkömmliche, industriell gefertigte Babypflegemittel enthalten oft mineralische Öle, die den natürlichen Stoffwechsel und die „Atmung" der Säuglingshaut beeinträchtigen. Nicht selten findet man in den Pflegemitteln auch allergieauslösende und manchmal sogar krebsverdächtige Konservierungsmittel sowie künstliche Duft- und Farbstoffe, welche die zarte Babyhaut reizen. Herkömmliche Babyshampoos enthalten meist zu aggressive waschaktive Substanzen, welche die Haut austrocknen und so den Grundstein für spätere Hautirritationen legen können.

Olivenöl nativ extra, die natürlichste Form des Olivenöls, ähnelt in seiner Fettsäurestruktur der Muttermilch und bietet sich auch zur Babypflege in vielfältiger Weise an.

Oliven-Ringelblumenöl für Reinigung und Pflege

Zutaten:

Ringelblumenblüten (frisch oder getrocknet)
Olivenöl

Zubereitung:

Geben Sie die Blüten in eine Flasche mit breiter Öffnung oder in ein dunkles Glas und gießen Sie die dreifache Menge Olivenöl darüber. Das Gefäß gut verschlossen 3 bis 5 Wochen in die Sonne oder an einen warmen Platz im Haus stellen und alle 2 bis 3 Tage leicht durchschütteln. Zuletzt den Inhalt durch ein dünnes Leinentuch gießen und die Pflanzen dabei auspressen. Das Öl in eine dunkle Flasche füllen.

Anwendung:

Dieser Ölauszug ist praktisch ein Universalmittel in der Baby- und Kinderpflege und kann als Grundlage für weitere Pflegeprodukte (siehe unten) verwendet werden. Stellen Sie daher am besten gleich eine ausreichende Menge her, die einige Wochen reicht.

Hinweis:

Die Ringelblume *(Calendula officinalis)* enthält ätherisches Öl, Harz, Saponine, Gummi, pflanzlichen Schleim, Eiweißstoffe und Calendulin, einen karotinartigen gelblichen Farbstoff. Die Wirkstoffe der Ringelblume in Olivenöl beruhigen, pflegen, schützen und lassen Hautrötungen und Entzündungen abklingen.

Oliven-Reinigungsöl

Zutaten:

100 ml Oliven-Ringelblumenöl (siehe links)
je 10 Tropfen ätherisches Lavendel- und Mandarinenöl

Anwendung:

zur sanften Reinigung im Windelbereich

Olivenöl-Badezusatz

Zutaten:

Oliven-Ringelblumenöl (siehe links), Rahm oder Honig

Anwendung:

1 Esslöffel Öl mit 3 Esslöffeln Rahm oder 1 Esslöffel Honig verrühren und in die Kinderwanne einsprudeln. Das Ölbad wirkt rückfettend, sodass das anschließende Eincremen des Babys überflüssig ist.

Oliven-Pflege- und -Massageöl

Zutaten:

100 ml Oliven-Ringelblumenöl (siehe S. 65)
10 Tropfen reines ätherisches Rosenöl
Variation: ätherisches Lavendel-, Geranien-
oder Neroliöl

Zubereitung:

Das Rosenöl gut mit dem Oliven-Ringelblumenöl
vermischen. Sicher verschlossen und nicht zu
warm aufbewahrt, ist das duftende Öl mindestens
1 Jahr haltbar. Echtes Rosenöl ist sehr teuer und
wird in Mengen von 1 ml (= 25 Tropfen) verkauft.
Vergewissern Sie sich, dass Sie echtes Rosenöl
erwerben. Sie erhalten es bei Naturkosmetikherstellern, in Naturkostläden und Reformhäusern.

Hinweis:

Je kleiner die Kinder sind, desto zurückhalten-
der sollten Sie mit ätherischen Ölen sein! Verwenden Sie zur Pflege nur ätherische Blütenöle.

Oliven-Shampoo und Oliven-Bad

Zutaten:

50 ml Naturshampoo oder Babyshampoo
30 ml Oliven-Ringelblumenöl (siehe S. 65)

Zubereitung:

Shampoo und Olivenöl miteinander verrühren
und gut schütteln.

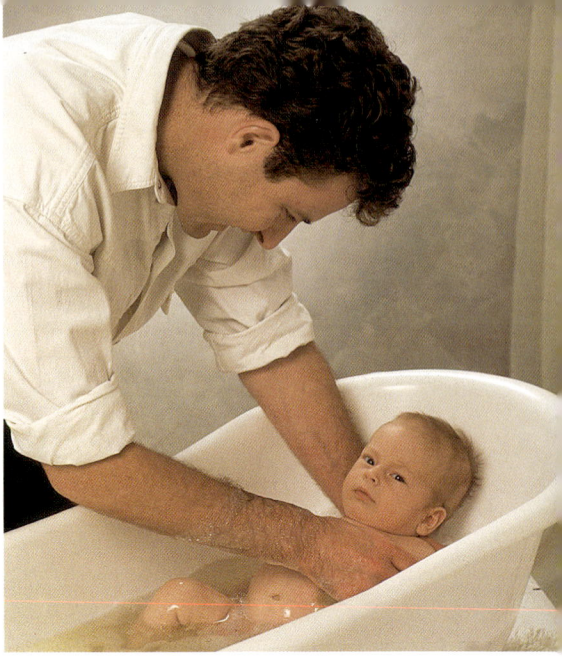

Ein schonendes Babybad mit Olivenöl

Anwendung:

Als Reinigungsbad: 1 Esslöffel in die Kinderwanne
Als Haarshampoo

Hinweis:

Eine schonende Reinigung ohne Entfettung der
Haut ist für Babys besonders wichtig, da ihre
zarte Haut zum Austrocknen neigt und Hautreizungen mit Juckreiz die Folge sind!

Oliven-Baby-Verdauungsöl

Zutaten:

100 ml Oliven-Ringelblumenöl (siehe S. 65)
je 25 Tropfen ätherisches Fenchelöl, Anisöl,
Basilikumöl

Zubereitung:

Zutaten in eine Glasflasche geben und kräftig schütteln.

Anwendung:

Zur Bauchmassage: Wenn Babys an Blähungen oder Verdauungsschwäche leiden, Öl in der Handinnenfläche erwärmen, auf den Bauch des Babys auftragen und vorsichtig im Uhrzeigersinn massieren.

Als Ölbad: Nehmen Sie ca. 5 ml Verdauungsöl für 10 Liter Badewasser. Fügen Sie das Öl bei, während das warme Wasser in die Wanne läuft. Die Wind fördernde Wirkung des Ölbades wird dadurch verstärkt, dass die ätherischen Öle auch eingeatmet werden.

Oliven-Erkältungsbalsam

Zutaten:

70 ml Olivenöl

30 g Bienenwachs

je 20 Tropfen ätherisches Öl von Fichten-nadeln, Eukalyptus, Salbei, Teebaum

10 Tropfen ätherisches Lavendelöl

Zubereitung:

Erwärmen Sie das Olivenöl auf ca. 60 °C und lassen Sie das Bienenwachs darin schmelzen. Wenn die Mischung handwarm ist, rühren Sie die ätherischen Öle ein. Gefäß erst verschließen, wenn der Balsam völlig abgekühlt ist.

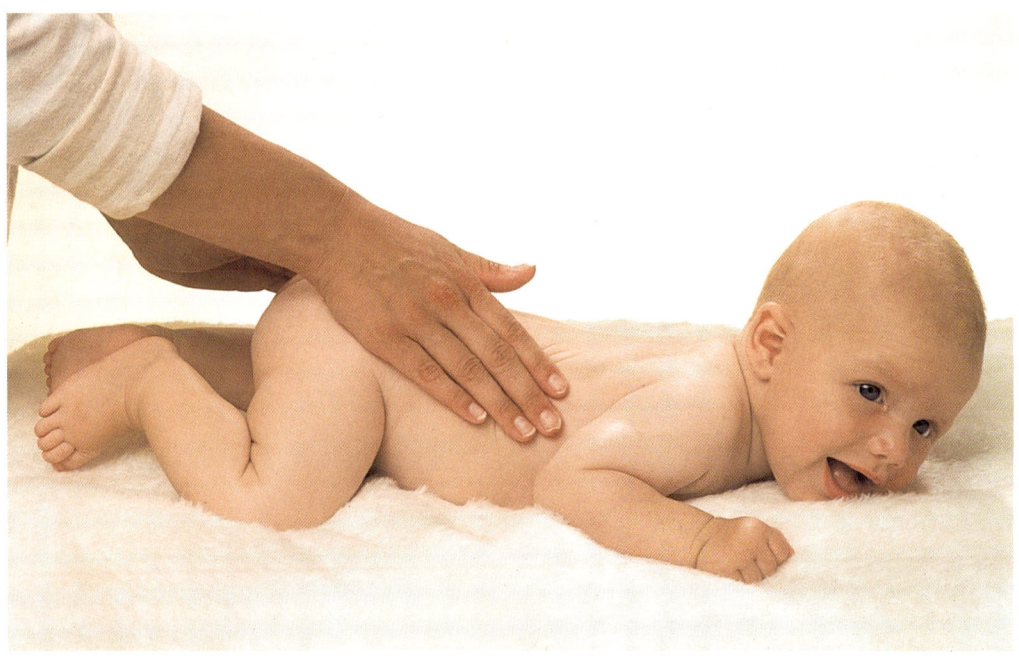

Das Erkältungsbalsam abends auf Brust und Rücken des Kindes auftragen und gut einmassieren.

Anwendung:

Zum Einreiben: Brust und Rücken des Kindes einreiben, vor allem abends. Ätherisches Lavendelöl entspannt und beruhigt. Fichtennadeln, Eukalyptus, Salbei und Teebaum lindern Erkältungssymptome. Die milde Grundlage aus Olivenöl und Bienenwachs ist völlig reizfrei, sodass keine Hautreizungen entstehen. *Zum Inhalieren:* Größere Kinder können die heilenden Öle auch inhalieren. Lösen Sie dazu ein erbsengroßes Stück des Erkältungsbalsams in heißem Wasser auf.

Oliven-Wundschutzbalsam

Zutaten:

50 g weiche Zinkpaste aus der Apotheke
30 g Oliven-Ringelblumenöl (siehe S. 65)
10 g Grüner Lehm oder Heilerde
je 10 Tropfen ätherisches Lavendelöl und Teebaumöl

Zubereitung:

Bringen Sie die Zinkpaste auf einem kochenden Wasserbad zum Schmelzen. Sobald sie auf 60 °C erwärmt ist, fügen Sie den Grünen Lehm oder die Heilerde sowie das Oliven-Ringelblumenöl hinzu und erwärmen die Mischung erneut auf 60 °C. Dann vom Feuer nehmen und abkühlen lassen. Wenn die Mischung handwarm ist, die ätherischen Öle einrühren.

Anwendung:

Im Allgemeinen genügt im Windelbereich die Pflege mit Oliven-Ringelblumenöl (siehe S. 65).

Treten jedoch Rötungen auf, leistet dieser Schutzbalsam gute Dienste. Zinksalbe, Grüner Lehm und Heilerde bilden einen Nässeschutz und wirken entzündungshemmend. Diese Wirkung wird durch Oliven-Ringelblumenöl, Lavendel- und Teebaumöl verstärkt. Wichtig ist auch, dass Olivenöl die austrocknende Wirkung der Zinkpaste ausgleicht!

Oliven-Pflegecreme mit Sanddornöl

Zutaten:

5 g Bienenwachs
15 g Lanolin-Anhydrid (2 Kaffeelöffel)
(ca. 1 gehäufter Esslöffel)
30 g destilliertes Wasser oder Rosenwasser
45 g Oliven-Ringelblumenöl (siehe S. 65)
5 g Sanddornöl
10 Tropfen echtes ätherisches Rosenöl
oder Geranienöl

Zubereitung:

Bienenwachs und Lanolin-Anhydrid im heißen Wasserbad schmelzen. Olivenöl und Sanddornöl zugeben und die Fettschmelze auf 60 °C erwärmen. Das destillierte Wasser oder Rosenwasser ebenfalls auf 60 °C erwärmen und langsam mit dem Handrührmixer in die Fettschmelze einrühren. Abkühlen lassen. Sobald die Mischung handwarm ist, die ätherischen Öle zugeben und kalt rühren. In ein Gefäß geben und erst verschließen, wenn die Creme ganz abgekühlt ist.

Anwendung:

Reichhaltige Pflege- und ausgezeichnete Schutzcreme für Babys und Kinder jeden Alters, von Kopf bis Fuß anwendbar. Der hohe Fettanteil schützt vor Kälte und Wind. Das Sanddornöl bietet einen ausgezeichneten Zellschutz und ist mit seinem hohen Anteil an dreifach ungesättigten Fettsäuren für Kinder mit Neurodermitis und Schuppenflechte zu empfehlen. Da es ein sehr teures Öl ist, sollten Sie auf die Qualität achten. Sie können die ätherischen Öle in dieser Pflegecreme nach Notwendigkeit oder Vorliebe ändern und bei besonderer Empfindlichkeit auch ganz weglassen.

Hinweis:

Das orangefarbene Sanddornöl ist eines der wirksamsten Öle für therapeutische Zwecke in der Hautpflege. Wegen seiner intensiven Farbe soll es mit anderen Ölen gemischt werden.

Selbsthilfe bei leichten Beschwerden

Einige bewährte Hausmittel aus Olivenöl zur Behandlung von Hautproblemen und Hautreizungen, Erkältungserscheinungen sowie Blähungen bei Säuglingen haben Sie schon in den vorausgehenden Abschnitten kennen gelernt. Hier folgen ein paar weitere Rezepte gegen häufige Beschwerden, die nicht immer gleich zum Arzt führen.

Oliven-Johanniskrautöl

Seit der Antike hat das Johanniskraut (Hypericum perforatum) einen hervorragenden Ruf als Heilpflanze. Es ist ein vorzügliches Wundkraut, das durch seine ätherischen Öle, Gerbstoffe und Harze heilend, antiseptisch und entzündungshemmend auf die Haut wirkt. Andererseits hat es eine beruhigende und stimmungsaufhellende Wirkung und ist ein Seelentröster an trüben Tagen. Johanniskraut bringt wie Olivenöl Sonne auf die Haut und ins Gemüt!

Zutaten:

500 ml Olivenöl
ca. 30 g frische Blüten und Blätter des Johanniskrauts

Zubereitung:

Ernten Sie das Johanniskraut von Juni bis August, wenn die meisten seiner Blüten geöffnet, aber noch nicht verwelkt sind. Füllen Sie die frisch gepflückten Blüten und Blätter locker in ein Glas mit breiter Öffnung, bis es randvoll ist. Zerquetschen Sie die Blüten mit einem Löffel und übergießen Sie das Johanniskraut mit so viel Öl, dass es völlig bedeckt ist (ansonsten ist Schimmelbildung möglich). Stellen Sie das Glas 4 bis 6 Wochen in die Sonne oder an einen warmen Ort und schütteln Sie es öfters gut durch. Nach einiger Zeit färbt sich das Öl rot. Pressen Sie den Ölauszug zuletzt durch ein Tuch und drücken dabei die Pflanzenrückstände kräftig aus. Die Heilkraft des Oliven-Johanniskrautöls bleibt bis zu zwei Jahren erhalten, wenn Sie es in einem dunklen Apothekerfläschchen lichtgeschützt aufbewahren.

Hinweis:

Um die Pflanze sicher zu erkennen, zerreiben Sie die Blüten zwischen den Fingern. Wenn sie sich rot färben, handelt es sich um echtes Johanniskraut.

Anwendung:

Als After-sun-Pflegeöl, bei Sonnenbrand, schlecht heilenden Wunden, Wundliegen:
100 ml Oliven-Johanniskrautöl
10 ml Sanddornöl
40 Tropfen ätherisches Lavendelöl
Bei rheumatischen Beschwerden, Muskelzerrungen, Gliederschmerzen:
100 ml Oliven-Johanniskrautöl
je 15 Tropfen ätherisches Rosmarin-, Wacholder- und Cajeputöl
Als Massage- oder Badeöl bei Stress, depressiven Verstimmungen, Abgespanntheit:
100 ml Oliven-Johanniskrautöl
20 Tropfen ätherisches Neroliöl
je 5 Tropfen ätherisches Petit-Grain-, Vanille- und Sandelholzöl
je 3 Tropfen Muskateller, Salbei und Koriander

Oliven-Balsame

Balsame sind wasserfreie Fettcremes und können grundsätzlich wie Öle verwendet werden. Sie können also Ihre Tages- und Nachtcreme auch als Balsam herstellen und müssen dann nur beim Auftragen darauf achten, dass Ihre Haut genügend feucht ist. In diesem Fall entsteht eine feine Emulsion, die gut von der Haut aufgenommen wird und ein weiches Hautgefühl hinterlässt.

Zutaten der Grundrezeptur:

70 ml Olivenöl
10 g Sheabutter
20 g Bienenwachs

Zubereitung:

Erwärmen Sie das Olivenöl auf ca. 60 °C und lassen Sie das Bienenwachs und die Sheabutter darin schmelzen. Dann abkühlen lassen. Wenn die Mischung handwarm ist, rühren Sie die ätherischen Öle des Oliven Hautschutzbalsams (siehe unten) ein. Das Gefäß darf erst verschlossen werden, wenn der Balsam völlig abgekühlt ist. Falls sich Klümpchen gebildet haben, erwärmen Sie den Balsam noch einmal. Sofern Sie beim Entnehmen auf Sauberkeit achten und den Balsam nicht zu warm lagern, bleibt er etwa ein Jahr lang haltbar.

Hinweis:

Sheabutter ist das Fett der Nüsse des zentralafrikanischen Sheanussbaumes. Es hat einen hohen Anteil an wichtigen Fettbegleitstoffen, wie zum Beispiel Vitamin E, Provitamin A und Allantoin. Sheabutter unterstützt die Fähigkeit des Olivenöls, in der Haut Feuchtigkeit zu binden, die Hautzellen vor freien Radikalen zu schützen, die Verhornung zu normalisieren und somit einer vorzeitigen Hautalterung vorzubeugen.

Oliven-Hautschutzbalsam

Zum Beispiel als Wintercreme

Zutaten:

*wie Grundrezeptur Oliven-Balsame
(siehe S. 70)
40 Tropfen ätherische Öle nach Wahl*

Anwendung:

Ein erbsengroßes Stück in die etwas feuchte Gesichtshaut einmassieren. Die besonders gefährdeten Stellen (Wange, Nase) mit einer zusätzlichen Schicht bedecken. Auch die Lippen mit einbeziehen. Ein ausgezeichneter Schutz für zarte Kinderhaut!

Oliven-Narbenbalsam

Zutaten:

*65 ml Oliven-Johanniskrautöl (siehe Seite 69)
20 g Bienenwachs
10 g Sheabutter
5 ml Sanddornöl
je 10 Tropfen ätherisches Lavendelöl
und Geranienöl
5 Tropfen ätherisches Karottensamenöl*

Anwendung:

Bei regelmäßiger Anwendung – in die Haut einmassieren – kann das Balsam die Narbenbildung so weit einschränken, dass nur eine kleine Narbe bleibt. Dies ist nicht wissenschaftlich nachgewiesen, doch viele meiner Patienten haben mir von dieser positiven Wirkung berichtet. Sie trugen das Balsam auf Operationsnarben auf und diese waren nach einiger Zeit kaum noch zu sehen.

Oliven-Erkältungsbalsam für Erwachsene

Zutaten:

*65 ml Olivenöl
30 g Bienenwachs
je 1 ml bzw. 25 Tropfen ätherische Öle: Pfefferminze, Teebaum, Salbei, Rosmarin, Cajeput*

Anwendung:

Verwenden Sie diesen Balsam bereits, wenn die ersten Symptome einer Erkältung auftreten! Massieren Sie ihn auf Brust und Rücken gut ein, am besten abends. Die ätherischen Öle entfalten ihre Wirkung sowohl über die Haut als auch über die Atmung.

Der Oliven-Erkältungsbalsam leistet auch gute Dienste bei

■ Kopfschmerzen (in die Schläfen oder die verspannte Nackenmuskulatur einmassieren),

■ Gliederschmerzen, Muskelkater,

■ Fußpilz (fügen Sie noch zusätzlich je 20 Tropfen Teebaumöl und Thymianöl hinzu) sowie

■ mangelnder Durchblutung der Beine (kalte Füße).

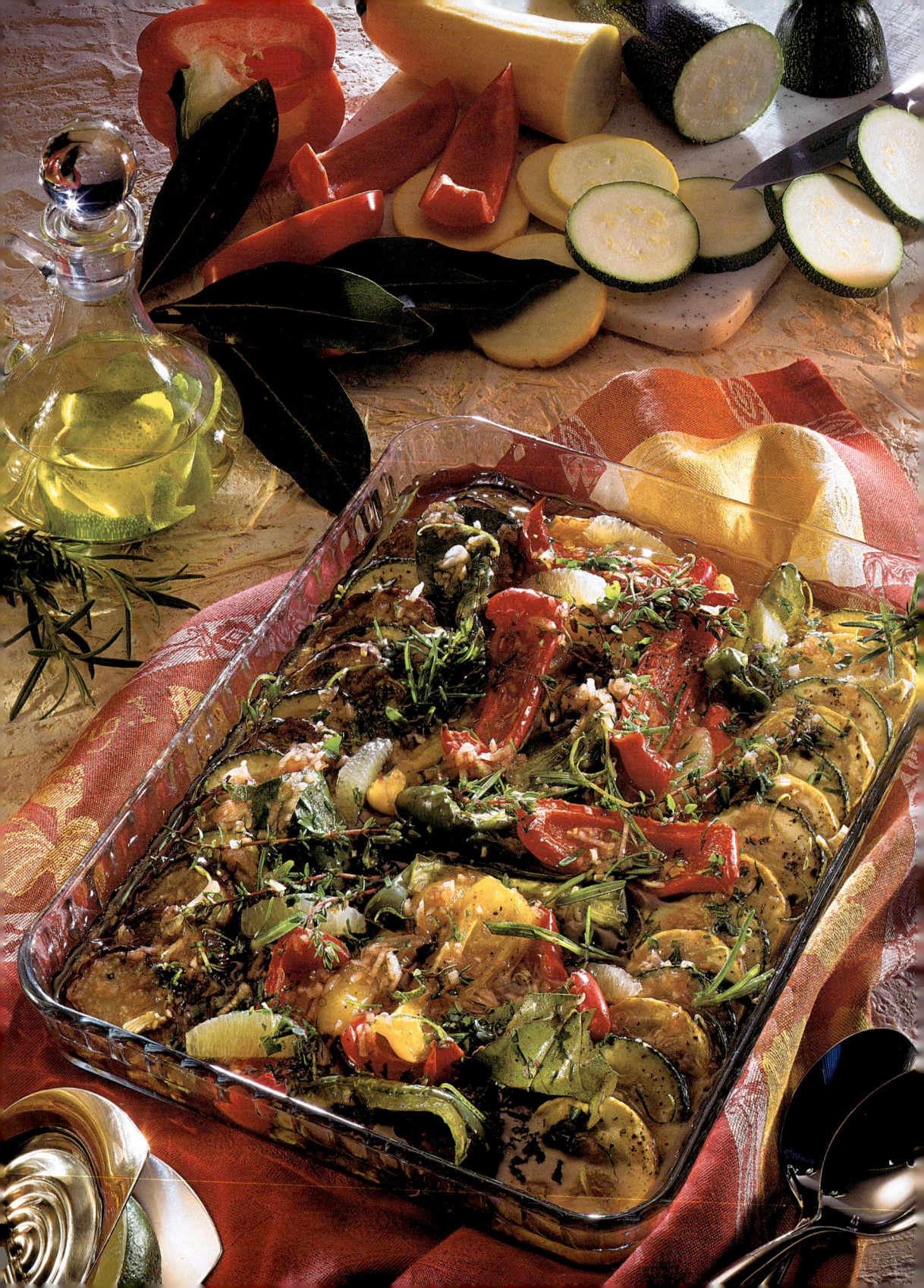

Mittelmeerküche
mit Olivenöl

Die Faszination der mediterranen Lebensart

Wie keine andere Kulturpflanze repräsentiert die Olive den Mittelmeerraum und seine Lebens- und Esskultur, die auf Nord- und Mitteleuropäer schon seit Jahrhunderten eine unwiderstehliche Faszination ausübt. Aber nicht viele Fremde sind bereit, neben der Sinnen- und Genussfreude auch die Härten und existenziellen Nöte wahrzunehmen, die fester Bestandteil des mediterranen Lebens sind. Die Reisenden aus dem Norden lassen sich, wie Braudel treffend bemerkte, von der Sonne, den Farben, der Wärme, den Winterrosen und den früh reifenden Früchten betören. Fast jeder, der diese Welt besucht, erliegt ihrem Charme und ihrer viel gerühmten Schönheit und träumt wie Goethe einst davon, irgendetwas davon – vielleicht auch nur eine Hand voll der bezaubernden Luft des Südens – mit nach Hause zu nehmen. Es fällt jedenfalls schwer, die lichten, fröhlichen Landschaften des mediterranen Südens mit Bildern der physischen Not und Armut zu verbinden. Braudel, der große Kenner der mediterranen Lebenswelt, bezeichnete die Genügsamkeit der Mittelmeerbewohner, die Nord-

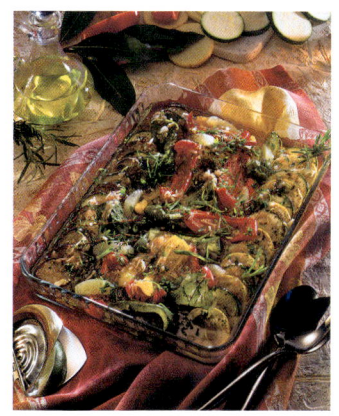

länder stets beeindruckt hat, als das sichtbare Zeichen einer Armut, die Stolz und Würde nicht ausschließt.

Einer der ersten Griechenlandschwärmer aus dem Norden war der englische Dichter Lord George Noel Byron, der seine Eindrücke vom Mittelmeer in dem epischen Gedicht „Child Harold's Pilgrimage" festgehalten hat. In Griechenland hielt er sich erstmalig von 1809 bis 1811 auf. Byrons Interesse galt nicht so sehr der Antike, sondern der da-

> **Ich habe das Mittelmeer leidenschaftlich geliebt, vermutlich weil ich – wie so viele andere und nach so vielen anderen – aus dem Norden kam.**
>
> *Fernand Braudel*

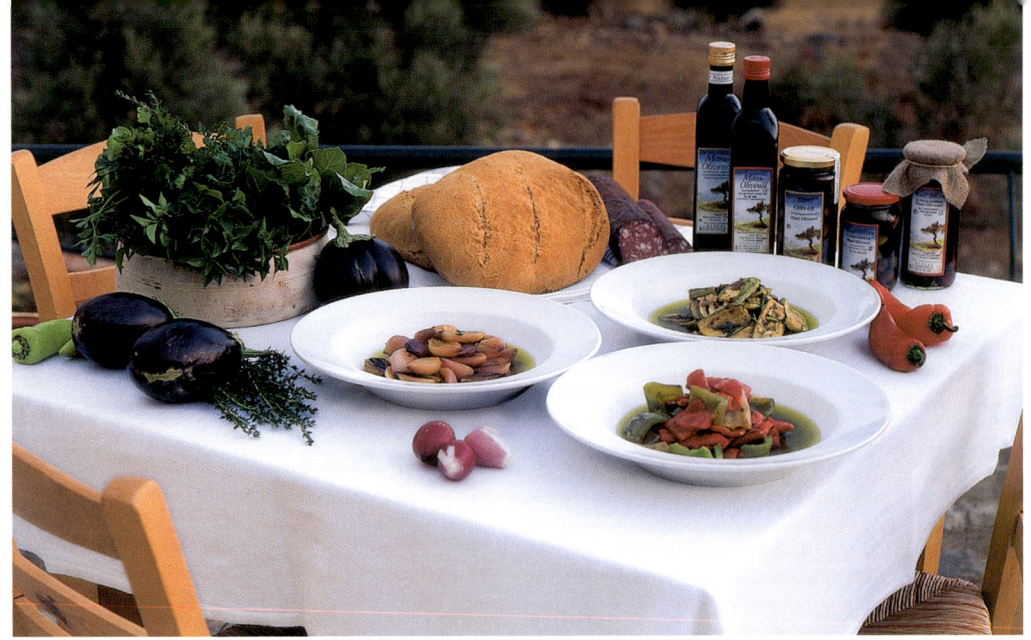

maligen Gegenwart, dem Leben und Charakter der Griechen und der Natur ihres Landes. Während des griechischen Freiheitskampfes stellte er auf eigene Kosten ein Expeditionskorps auf, um die aufständischen Griechen in ihrem Kampf gegen das Osmanische Reich zu unterstützen. Seine Mission endete im Golf von Patras, wo Lord Byron am 19. April 1824 in Missolounghi – wahrscheinlich an Malaria – starb.

> Ich ziehe ein gutes griechisches Mahl einem entsprechenden französischen vor, obwohl das eine Ketzerei zu sein scheint.
> *Henry Miller*

Der amerikanische Schriftsteller Henry Miller liebte Griechenland „wegen des Lichtes und der Armut" („Ja, ich bin so verrückt zu glauben, dass der Mensch, der die geringsten Bedürfnisse hat, der glücklichste ist."). Seine besondere Wertschätzung galt auch der griechischen Küche. Er trug mit dazu bei,

Traditionelle griechische Küche

dass das Vorurteil von der „fettigen, derben" griechischen Kochkunst revidiert wurde. „Ich ziehe ein gutes griechisches Mahl einem entsprechenden französischen vor, obwohl das eine Ketzerei zu sein scheint", gestand Henry Miller. Auch der deutsche Griechenlandkenner Erhart Kästner lobte die Einfachheit des griechischen Essens in höchsten Tönen: „Die griechische Kost ist liebenswert durch einen ländlichen Zug. Auch das verfeinerte Mahl ist aus dem Hirtenmahle entwickelt, dessen Gaben bescheiden und schlicht sind... Immer kommen die grünlichen und schwärzlichen Oliven zum Tisch. Weißer Schafkäse, Joghurt, Feigen, das jahreszeitliche Obst kehrt immer wieder, und niemand wird es missachten. Das Öl durchzieht die Speisen als Element; man schmeckt ihm das Erdige an, man liebt und isst die Landschaft in ihm, die ölbaumschimmernden Fluren."

Die Basis der mediterranen Esskultur bildete immer schon das Olivenöl. In Griechenland nimmt es den Platz ein, den die Butter beispielsweise in der englischen Ernährung besetzt. Bei den Römern gehörte Olivenöl zu den Grundnahrungsmitteln, die auch den Sklaven auf den Landgütern zugestanden wurden. In der Küche wurde es hoch geschätzt, weit mehr als tierisches Fett. Zur Butter, so der antike griechische Geschichtsschreiber und Geograph Strabo, griffen eher die „Barbaren", die ungewaschenen und ungebildeten Wilden aus dem Norden. Damit waren zweifellos unsere Vorfahren gemeint ...

Wie sehr die Olive und ihr Öl die Essgewohnheiten des mediterranen Menschen geprägt haben, zeigt sich besonders deutlich, wenn er beides vermisst: Fernand Braudel zitiert einen Spanier des 16. Jahrhunderts, den es nach Flandern verschlagen hatte, ein Land, „in dem kein Lavendel und kein Thymian wachsen, keine Feigen, keine Oliven, keine Melonen und keine Mandeln; ... wo die Speisen, man sollte es kaum glauben, mit Kuhbutter statt mit Öl angerichtet werden."

Olivenöl gegen Verstopfung: Die Zubereitung der Nahrung mit kaltgepresstem Olivenöl fördert die Verdauung auf natürliche Weise und beugt Verdauungsproblemen vor. Bei hartnäckiger Verstopfung schafft ein Gläschen Olivenöl nativ extra auf nüchternen Magen vielfach Abhilfe, ohne die Darmflora oder den Organismus zu belasten.

Der Nord-Süd-Gegensatz, den vielleicht auch unser Spanier aus dem 16. Jahrhundert noch als Gegensatz von Barbarei und Zivilisation empfunden hat, manifestiert sich seit jeher vor allem in der Esskultur: tierisches gegen pflanzliches Fett, Butter gegen Olivenöl. Da die schmackhafte und bekömmliche mediterrane Küche zu den Hauptanreizen des Mittelmeeres gehört, ist es kein Wunder, dass viele Menschen in den Süden „fliehen", sei es durch Urlaubsreisen, durch heimische Restaurantbesuche beim „Griechen" oder durch Umstellung ihrer häuslichen Ernährung auf mediterrane Kost. Das reine, naturbelassene Olivenöl gehört seit der Antike zu den „Essentials" der Mittelmeerkost und entwickelt sich mehr und mehr auch zu einem Grundnahrungsmittel der modernen mitteleuropäischen Küche unserer Tage.

Beginnen Sie Ihr Mahl mit einem Schluck Olivenöl nativ extra. Falls Sie es nicht pur trinken wollen, verfeinern Sie doch Ihre Suppe oder Vorspeise mit Olivenöl. So steigern Sie den Genuss und die Verträglichkeit Ihrer Speisen. Geeichte Epikureer behaupten auch, dass ein Schluck Olivenöl die Trinkfestigkeit steigere und unerwünschte Spätfolgen des Alkohols in Grenzen halte. Das Öl soll sich auf die Schleimhäute von Magen und Darm legen und die Resorption des Alkohols vermindern.

Man kann Olivenöl nativ extra gut erhitzen, wie es in der mediterranen Küche seit Menschengedenken geschieht. Seine spezifische Fettzusammensetzung macht das Öl sogar besonders hitzestabil, daher können Sie es problemlos bis

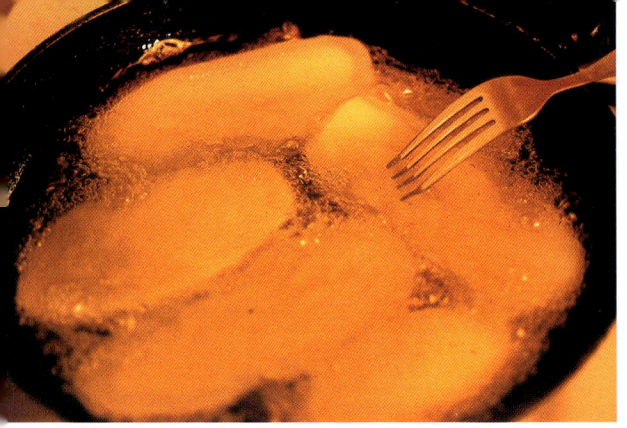

Kartoffeln frittieren in Olivenöl

180 °C verwenden. Im Gegensatz zu manch anderen Pflanzenölen entstehen beim Erhitzen von
Olivenöl keine giftigen Substanzen. Deshalb ist es
zum Braten und Backen hervorragend geeignet.

Olivenöl ist ein ausgezeichneter Geschmacks-
träger und -verstärker und beim Kochen und Braten sicherlich weitaus bekömmlicher als zum
Beispiel Margarine. Ein Steak können Sie wun-
derbar in Olivenöl anbraten, im Übrigen schon
bei Temperaturen weit unter 180 °C. In der traditionellen griechischen Küche werden auch Kartoffeln und viele andere Speisen in Olivenöl frit-
tiert. Pommes frites in Olivenöl – ein Genuss!
Auch Spiegeleier oder Pfannkuchen werden mit
Olivenöl zu einem gesunden Genusserlebnis.

> Achten Sie bei paniertem Gemüse, bei Champi-
> gnons, Kroketten, Pommes frites, kleinen Fischen,
> Meeresfrüchten, zartem Fleisch und Fischfilets stets
> auf die richtige Brattemperatur! Geben Sie die Nah-
> rungsmittel dann ins erhitzte Öl, wenn sich um ein
> Brotstück, das darin liegt, Bläschen bilden.

Traditionelle griechische Rezepte

Viele der griechischen Rezepte, die wir heute
kennen, sind über zwei Jahrtausende unverän-
dert geblieben, denn immer schon gab das berühmte griechische Olivenöl den Ton an. Hier
eine kleine Auswahl traditioneller griechischer
Rezepte – guten Appetit!

Riganopsomo

Getoastetes Brot mit Olivenöl und Oregano

Auf getoastetes Weißbrot kaltgepresstes wür-
ziges Olivenöl nativ extra gießen und mit Oregano bestreuen. Warm servieren.

Salata Me Tomates, Elies Kai Kapari

Tomatensalat mit Oliven und Kapern

Zutaten pro Person:

2 in Würfel geschnittene Tomaten
*4–6 entkernte griechische Kalamata-Oliven,
geschnitten*
4–6 große griechische Kapern
2 Teelöffel Olivenöl nativ extra
1 Teelöffel frisch gepresster Zitronensaft

Patates Tiganites
Me Trimeni Kefalograviera

Frittierte Kartoffeln mit geriebenem Hartkäse

Zutaten pro Person:

Olivenöl zum Frittieren

2–3 Kartoffeln

25 g geriebener Hartkäse pro Kartoffel

Zubereitung:

Die in Scheiben geschnittenen Kartoffeln in Olivenöl frittieren und mit Käse bestreut servieren (griechische Hausfrauen verwenden dasselbe Olivenöl ca. 9- bis 10-mal zum Frittieren).

Feta Psiti

Gegrillter oder gebratener griechischer Feta

Zutaten pro Person:

1 Scheibe (ca. 100 g) Feta

1 ½ Esslöffel Olivenöl nativ extra

Oregano

Zubereitung:

Den mit Olivenöl beträufelten Feta mit Oregano bestreuen und goldgelb grillen oder braten. Eventuell mit Tomaten, Oliven und Kapern garnieren und mit Weißbrot oder Fladenbrot heiß servieren.

Piperies Psites Gemistes
Me Feta

Gegrillte oder gebratene, mit Feta gefüllte Pepperoni

Zutaten für 4 Personen:

4 große grüne Pepperoni

200 g Feta

4 Esslöffel Olivenöl nativ extra

Oregano

Zubereitung:

Die Pepperoni von allen Seiten anbraten, bis die Haut Bläschen bildet, ca. 5 bis 7 Minuten abkühlen lassen, die Haut abschälen und vorsichtig die Samen aus dem Inneren entfernen. Anschließend mit Feta füllen, goldgelb grillen oder braten und mit Olivenöl und Oregano marinieren. Heiß servieren.

Skordalia

Knoblauch-Mandel-Dip

Zutaten für 6–8 Personen:

1 Tasse geschälte Mandeln

2–4 Knoblauchzehen

½ Tasse Olivenöl nativ extra

½ Tasse Rotweinessig

¾ Tasse Wasser

Zubereitung:

Alle Zutaten im Mixer 2 bis 3 Minuten mixen. Die Konsistenz des Dips können Sie durch weitere Zugabe von Olivenöl verändern. Mit Weißbrot oder Fladenbrot servieren. Auch als Beilage zu gekochten Kartoffeln oder Fisch.

Kalamari Krasato

Tintenfisch in Weißweinsauce

Zutaten für 2–4 Personen:

½ Tasse Olivenöl nativ extra

1 Zwiebel, klein geschnitten

1 kg Tintenfisch, sauber geputzt und in Scheiben geschnitten

½ –¾ Tasse trockener Weißwein

½ kg geschälte Tomaten

1 Teelöffel Tomatenpaste

1 Teelöffel gemischte Kräuter, nach Geschmack

frische Petersilie, Dill, Salz, Pfeffer

Zubereitung:

Olivenöl im Kochtopf erhitzen, Zwiebel anschwitzen, Tintenfisch kurz anbraten. Hitze zurücknehmen und alle weiteren Zutaten beifügen. Kochtopf zudecken und ca. 30 bis 45 Mininuten auf kleiner Flamme köcheln. Mit Salz und Pfeffer abschmecken. Als Vorspeise mit Zitrone servieren bzw. als Hauptspeise mit Reis oder Nudeln.

Oktapodi Me Prassines Elies

Oktopus mit grünen Oliven

Zutaten für 2–4 Personen:

4 große Oktopustentakeln, gekocht (Gut mit kaltem Wasser abwaschen, ohne Wasser ca. 15 bis 20 Minuten im zugedeckten Kochtopf auf kleiner Flamme kochen.)

12 entkernte grüne Oliven

¼ Tasse Olivenöl nativ extra

1 Zwiebel, klein geschnitten

800 g geschälte Tomaten

¼ Tasse Weißwein

2–3 Lorbeerblätter

Oregano, grob gemahlener Pfeffer

Zubereitung:

Olivenöl im Kochtopf erhitzen, Zwiebel anschwitzen, Tomaten und Weißwein beifügen, verrühren. Anschließend Lorbeerblätter, Pfefferkörner und Oregano dazugeben und ca. 15 Minuten köcheln lassen. Den in Scheiben geschnittenen gekochten Oktopus und die grünen Oliven schließlich noch einige Minuten mitköcheln lassen. Mit Zitrone servieren.

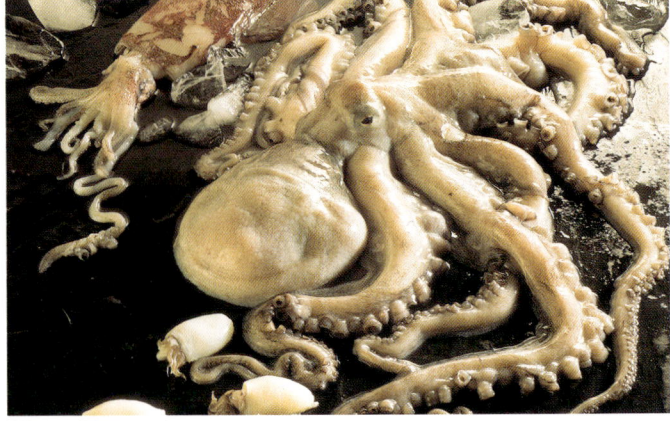

Garides Ladolemono

Marinierte Jumbo-Shrimps

Zutaten pro Person:

3–5 Riesengarnelenschwänze (Shrimps)

½ *Tasse Olivenöl nativ extra*

¾ *Tasse frisch gepresster Zitronensaft*

Oregano, frischer Thymian, Pfeffer nach Geschmack

1 *Esslöffel große griechische Kapern*

1 *Esslöffel entkernte grüne Oliven, geschnitten*

1 *Esslöffel entkernte schwarze Kalamata-Oliven, geschnitten*

Salat zum Garnieren nach Saison (zum Beispiel Endivien, Radicchio, Eichblatt- und Eissalat)

Zubereitung:

Garnelen in leicht gesalzenem Wasser ca. 3 bis 5 Minuten kochen, kalt abspülen und schälen, dabei das Schwanzende intakt lassen. Olivenöl und Zitronensaft mischen, mit Oregano, Thymian und Pfeffer abschmecken, Kapern und Oliven dazugeben. Die Shrimps in dieser Marinade ca. 4 bis 6 Stunden im Kühlschrank ziehen lassen. Mit Salatblättern garnieren und sofort servieren.

Die folgenden beiden Marinaden eignen sich zum Marinieren von Fleisch (Lamm, Huhn oder Schweinskotelett). Die angegebene Menge reicht für ca. 1–1,5 kg Fleisch. Legen Sie das Fleisch vor dem Braten 4 bis 6 Stunden lang in die Marinade.

Marinade 1

Für Fleisch

½ *Tasse Olivenöl nativ extra*

4 *Esslöffel Zitronensaft*

2 *Esslöffel frischer Thymian oder Oregano*

1 *Teelöffel gemahlener Pfeffer*

Marinade 2

Für Fleisch

½ *Tasse Balsamessig*

1 ¼ *Tasse Sherry trocken oder medium*

½ *Tasse Olivenöl nativ extra*

1 *fein gehackte Knoblauchzehe*

1 *Esslöffel gehackter frischer Rosmarin*

1 *Teelöffel Pfeffer*

Marinade 3

Für Salate und Fisch

Die gesündeste und einfachste Marinade für Salate und Fisch ist eine Mischung aus etwa einem Drittel frischem Zitronensaft und zwei Dritteln Olivenöl nativ extra. Dazu Kräuter Ihrer Wahl.

Gartenfrische Kräuter erhalten auch über den Winter ihre Frische, wenn Sie sie – gewaschen, getrocknet und zerkleinert – in einem Glas kaltgepresstem Olivenöl aufbewahren.

Halvas

Grießpudding mit Olivenöl

Zutaten für den Sirup:

2 ½ – 3 Tassen Zucker

5 ganze Gewürznelken

3 Zimtstangen

2 Tassen Wasser

Außerdem:

½ Tasse Olivenöl nativ extra

4 Teelöffel geriebene Mandeln

2 Tassen Grieß

Zubereitung:

Alle Zutaten für den Sirup in einem Topf zum
Kochen bringen, auf kleiner Flamme 7 bis
10 Minuten köcheln lassen und zur Seite stellen. Die Mandeln im Olivenöl leicht anschwitzen, die Hitze zurücknehmen und den Grieß
beifügen. So lange umrühren, bis der Grieß
goldgelb ist (ca. 10 Minuten). Gewürznelken
und Zimtstangen aus dem Topf nehmen und
den Sirup dann langsam in den Grieß einrühren, bis er absorbiert ist und der Grieß ein-
dickt. Das Ganze vom Herd nehmen und ca.
15 Minuten mit einem Tuch bedeckt ruhen lassen. Dann den Grießpudding in eine Schüssel
oder Form geben und vor dem Servieren ganz
abkühlen lassen.

Lalangia

Salziges Olivenöl-Knabbergebäck

Zutaten:

400 g Mehl

¼ l Wasser, lauwarm

60 g Olivenöl nativ extra

1 Eigelb

20 g (½ Packung) Trockenhefe, Salz

Zubereitung:

Zutaten mischen und gut durchkneten, zuge-
deckt in der Wärme gehen lassen (auf ca. dop-
peltes Volumen). Etwa fingerdicke, 12 cm lange
Nudeln formen, etwas ruhen lassen, in Olivenöl
frittieren. Zusammen mit Schafskäse und Oliven servieren.

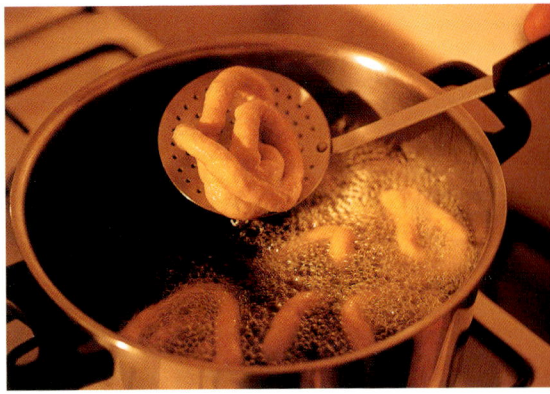

Lalangia (maniotische Spezialität)

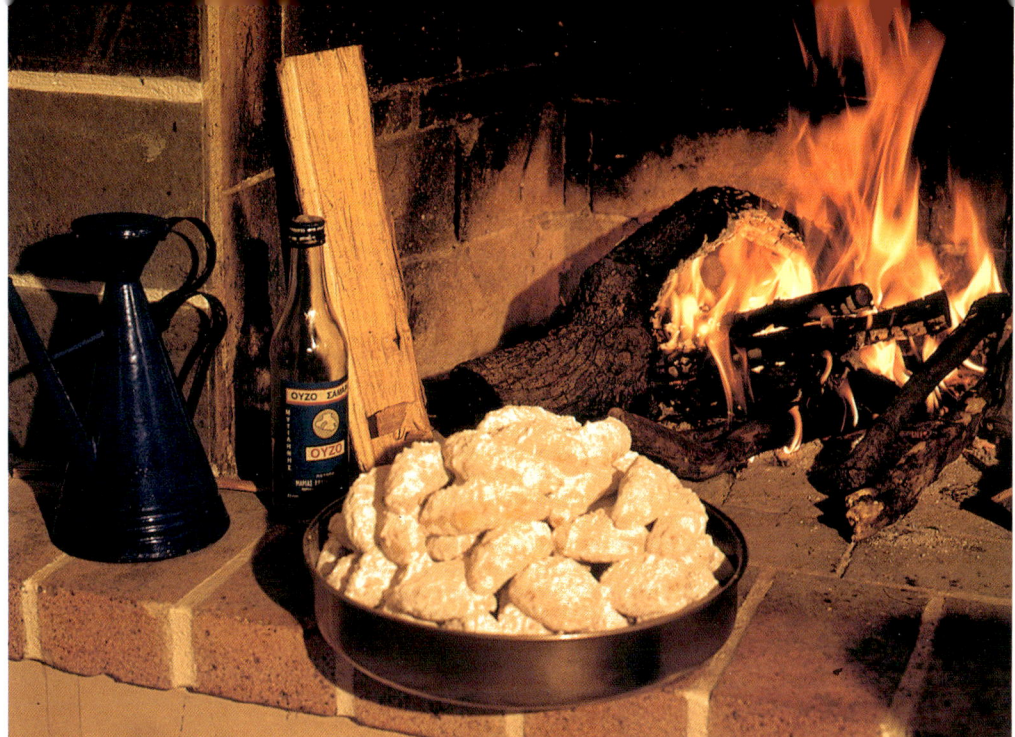

Kourabiedes

Ouzovanillekipferl

Kourabiedes (Ouzovanillekipferl)

Zutaten:

1 kg Mehl

½ l Olivenöl nativ extra

250 g Zucker

100 g geriebene Mandeln

1 Eigelb

etwas Ouzo

Vanillezucker zum Bestreuen

Zubereitung:

Aus den Zutaten einen Teig herstellen, gut durchkneten und daraus Hörnchen formen. Auf ein Backblech legen und bei 180 °C ca. 15 Minuten backen. In Vanillezucker wälzen.

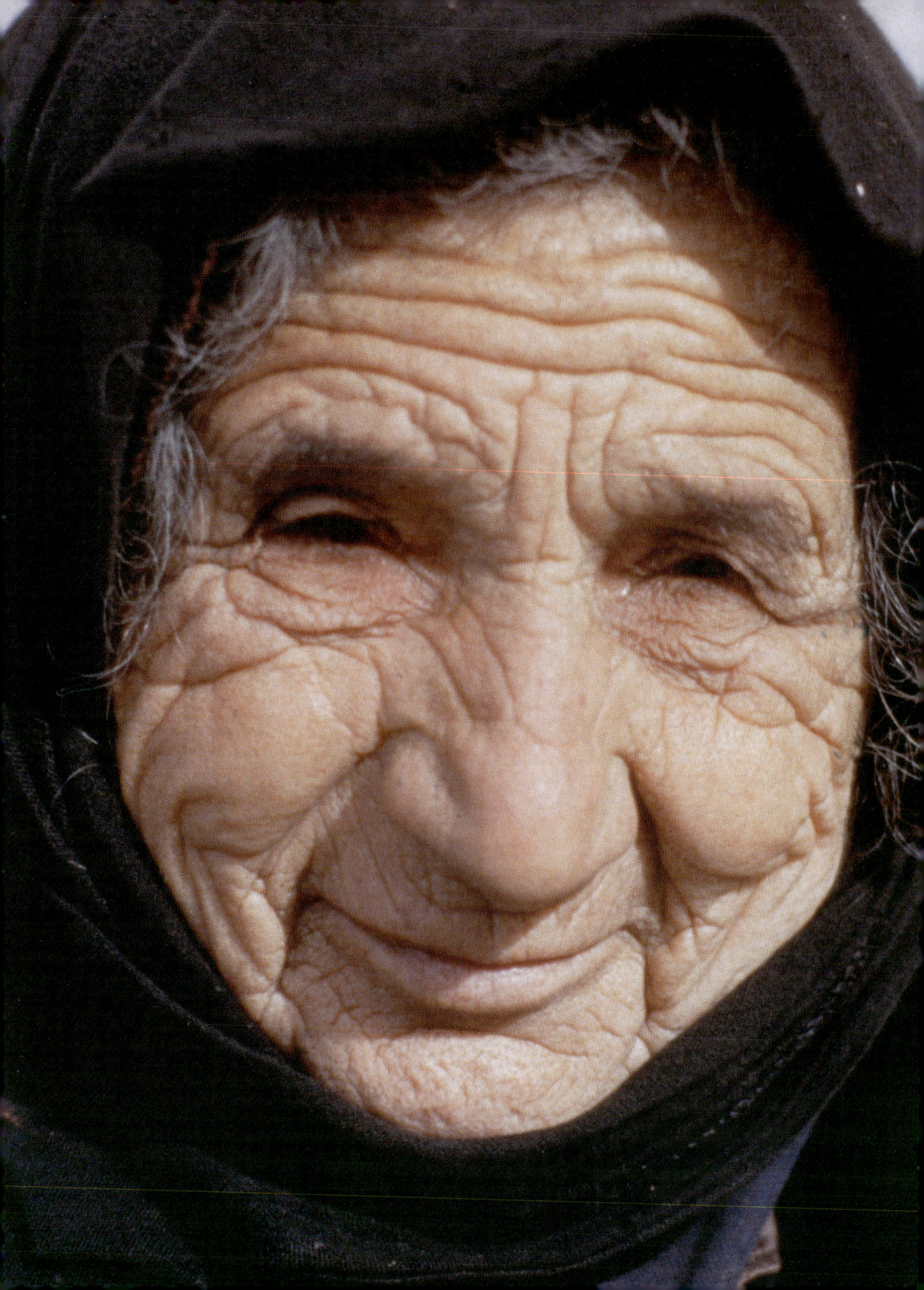

Eine Reise
in die Mani

In vielen Büchern über Olivenöl steht Italien als „Star" im Mittelpunkt. Wahrscheinlich schon deshalb, weil die meisten Öle in unseren Läden und Supermärkten von dort stammen oder dort abgefüllt werden. Spanien darf eine Nebenrolle spielen, aber Griechenland musste bisher meist mit der Rolle des Statisten vorlieb nehmen. Eigentlich zu Unrecht, denn in Griechenland wachsen mehr Olivenbäume als in Italien. Das Land der Hellenen hat nicht nur eine große historische Bedeutung für die Olivenkultur, sondern bringt auch heute einige der besten Olivenöle auf den Markt.

> Griechenland ist überall ein fesselndes sich lohnendes Ziel. Es gibt kaum einen Felsen, einen Fluss ohne seine Schlacht, seinen Mythos, sein Wunder, seine ländliche Anekdote, seinen Aberglauben, und Erzählung und Geschehnis, fast immer seltsam oder denkwürdig, verdichten sich mit jedem Schritt, den der Wanderer tut. *(Patrick Leigh Fermor)*

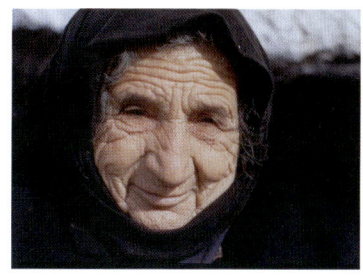

Ich möchte daher im letzten Kapitel dieses Buches Griechenland ein wenig ins Rampenlicht rücken und dort wiederum ein ganz bestimmtes Olivenanbaugebiet. Da man beim genauen Hinsehen im Kleinen mehr entdeckt als beim Überfliegen und da mir die griechische Region Mani persönlich ganz besonders am Herzen liegt, möchte ich Sie nun auf eine Reise in die Mani mitnehmen. Lassen Sie uns die enge Verflechtung des Olivenanbaus mit der Geschichte und der gesellschaftlichen Situation der Manioten – so heißen die eigenwilligen Bewohner dieser Gegend – aus der Nähe betrachten und zu guter Letzt auch ein Olivenöl-Projekt unserer Tage, das beweist, dass ein erstklassiges Olivenöl auch heute unter ökologisch und sozial verträglichen Bedingungen erzeugt werden kann.

Oliven, Feigen, Wehrtürme und Piraten

Die Region Mani reicht von der Bucht um Kalamata bis zum Kap Matepan am Südzipfel des mittleren Fingers der Halbinsel Peloponnes. Wahrscheinlich erhielt die Landschaft ihren Namen von der Burg Maina, einem byzantinischen Herrschaftszentrum. Gegen Westen und Norden wird die Mani vom Gebirgszug des Taygetos abgeschirmt. Man unterscheidet eine südlich von Kalamata bis nördlich von Areopolis gelegene äußere von einer inneren Mani, die sich von Areopolis bis zum Kap Matepan erstreckt. Die äußere Mani erhält, da das Taygetos-Gebirge hier höher ist und etwa vorhandene Wolken staut, etwas mehr Niederschläge als die innere Mani, die noch steiniger, heißer und archaischer ist. Die einzige Nutzpflanze, die hier noch gedeiht, ist der Olivenbaum. Die Wehrtürme (Pyrgi) der inneren Mani sind zwar höher und martialischer, die Olivenbäume dafür aber kleiner – und die Heiligen auf den Ikonen der Kirchen lächeln nicht.

> Der Ort, an dem sie leben, hat kein Wasser und ist uneinnehmbar, hat aber Olivenbäume, die ihnen Trost spenden.
>
> *Kaiser Konstantinos Porphyrogennetos*

Heute besteht die Mani aus den Verwaltungsbezirken Messenien und Lakonien mit ihren Hauptstädten Kalamata und Areopolis. Kalamata hat etwa 40 000 Einwohner und ist ein wichtiger Umschlaghafen für landwirtschaftliche Erzeugnisse. Seine Oliven (Elies Kalamon) und seine Feigen sind berühmt. Der Kalamata-Ölbaum ist so unverwechselbar wie seine dunkelvioletten, oval geformten, auf einer Seite spitz wie Mandeln zulaufenden Oliven. Salzigsüß, in Weinessig gebeizt sind diese Delikatessen eines der Spitzenprodukte, das die 5 000-jährige Olivenverehrung der Griechen hervorgebracht hat.

Die Bewohner der Mani sind fast noch einzigartiger als ihre Heimat. Der wahrscheinlich erste schriftliche Bericht über Land und Leute stammt vom byzantinischen Kaiser Konstantinos Porphyrogennetos (813–859), der in einer geographischen Beschreibung seines Reiches, zu dem auch das Gebiet des heutigen Griechenlands gehörte, über die Mani und ihre Bewohner notierte: „Der Ort, an dem sie leben, hat kein Wasser und ist uneinnehmbar, hat aber Olivenbäume, die ihnen Trost spenden." Tausend Jahre später (1814) beschrieb der Baumeister und Archäologe Carl Freiherr von Hallerstein die Mani und ihre Einwohner so: „Dieses Land hat noch seine Freiheit erhalten, es wird in Hauptmannschaften eingeteilt, die unter einem Bey stehen, den sie sich selbst wählen. Sie sind tapfere Leute und haben bis jetzt die Türken, die häufige Anfälle auf sie machten, von ihrer Grenze immer zurückgeschlagen Sie haben eine gewaltige Vorneigung zur Seeräuberei, und jene Hauptleute machen selbst die Obersten der Piraten. Schon in den alten Zeiten war diese Gegend wegen der Seeräuberei sehr verschrien …"

Noch zu Beginn der 1950er-Jahre vermerkte der englische Griechenlandreisende Patrick Fermor: „In den übrigen Teilen des Landes ist nur sehr wenig über diese entlegene Provinz bekannt, aber bei dem Namen Mani denkt jeder Grieche doch sofort an vielerlei: an die Sitte der Blutrache, an Klagelieder, an Petrobey Mavromichalis, den Führer der Manioten im griechischen Unabhängigkeitskrieg, und an den Umstand, dass Mani zusammen mit den Sfakischen Bergen Kretas … das einzige Gebiet Griechenlands war, das den Türken seine Freiheit abrang und eine stets gefährdete Unabhängigkeit bewahrte."

Als Fermor auf den Peloponnes kam, erkundigte er sich bei den Einheimischen über die beste Möglichkeit, das Taygetos-Gebirge zu überqueren und verriet damit sein Reiseziel. Mit wenig schmeichelhaften Hinweisen auf den Charakter der Manioten wurde ihm dringend von der Reise abgeraten. Er träfe dort auf eine üble Gesellschaft aus Messerstechern und Meuchelmördern. Er ging dennoch. In Kalamata genoss der Engländer dann die Gastfreundschaft eines Mannes, der aus der inneren Mani stammte und von seiner Heimat, die nur eine Autostunde entfernt lag, „wie von einem ersehnten, unerreichbaren Kanaan" sprach. Den Engländer beschwor er, er müsse sich unbedingt in die innere Mani südlich von Areopolis begeben: „Erst dort wohnen die richtigen Manioten. Die sind ein ganz anderer Menschenschlag. Ehrlich, groß, gut aussehend, gastlich, patriotisch, intelligent, bescheiden."

Am Mythos der Gegend und ihrer Bewohner wirkte auch der maniotische Volksdichter Nikitas Niphakos mit, als er die freiheitsliebenden Spartaner zu den Urahnen der Manioten erklärte: „Zu diesen Bergen flohen die alten Spartaner, die gleichen Menschen, die heute als die Manioten bekannt sind. Um ihr Leben und ihre Freiheit zu retten, bauten sie Dörfer und Festungen in den Bergen. Es war nicht ihre Natur, Sklaven zu sein, sondern als freie Männer zu leben." Und der zeitgenössische griechische Historiker Pavlos Tzermias charakterisierte die Manioten als die geborenen Freiheitskämpfer: „Die Mani war geradezu prädestiniert, in der Epanastasi Tu Ikosiena (griechischen Revolution) eine wichtige Rolle zu spielen.

Die Mani war geradezu prädestiniert, in der Epanastasi Tu Ikosiena (griechischen Revolution) eine wichtige Rolle zu spielen.

Pavlos Tzermias

Ein unbeugsames Volk

Schon Homer erwähnte in seiner „Ilias" die maniotischen Städte Làs, das heutige Passavà, Oìtylos, heute Itylon, und Mèsse (Mèzaros), die Truppenkontingente für den Trojanischen Krieg stellten. In der klassischen Zeit war die Geschichte der Mani praktisch mit der von Sparta identisch. Ab dem Ende des 3. Jahrhunderts v. Chr. beschritten die Manioten einen historischen Sonderweg, der sie bis in das 19. Jahrhundert führte. Er begann mit der Republik der

Lakonier, die von geflüchteten Spartanern und den bereits ansässigen Lakoniern zusammen gegründet wurde. Innerhalb des römischen und des byzantinischen Reiches konnte sich die Mani eine gewisse Selbstständigkeit bewahren. Das Christentum nahmen die Manioten erst sehr spät, am Ende des 9. Jahrhunderts, an und waren damit die letzten Griechen, die ihre alte Religion aufgaben. Dies ist um so bemerkenswerter, als die Mani zumindest formal zum byzantinischen Kaiserreich mit seiner hoch effizienten Verwaltung gehörte, welche das Christentum schon im 4. Jahrhundert zur Staatsreligion erklärt hatte. Heidnische Bräuche haben sich in der Mani bis zum heutigen Tag erhalten.

Bis heute prägen auch die Wehr- oder Geschlechtertürme das Erscheinungsbild vor allem der inneren Mani. Sie wurden im späten Mittelalter erbaut, als Kleinkriege und oft auf Blutrache beruhende Familienfehden weit verbreitet waren. Die gegnerischen Clans verschanzten sich hinter den dicken Mauern und Dächern aus Steinplatten.

Die düstere Atmosphäre Vathias nach einem Brand scheint noch ganz vom Geiste der Vergangenheit durchdrungen.

Während der Waffenstillstände stürzten sie sich in eine fieberhafte Bautätigkeit und türmten ihre Wohnburgen noch höher auf. Dies wiederum forderte die feindlichen Nachbarn zu weiteren Stockwerken heraus. Die Höhe des Turmes wurde zum Statussymbol für die kriegerische Tüchtigkeit und das Ansehen der Familie.

Die Türken, die Griechenland im 15. Jahrhundert unterworfen hatten, konnten die Mani nie gänzlich erobern. Darauf sind die Manioten noch heute stolz. 1669, nach der Eroberung Kretas durch die Türken, siedelten sich kretische Flüchtlinge im maniotischen Hochland an. Die Türken versuchten nun, den Unruheherd in den Griff zu bekommen, indem sie einen einflussreichen örtlichen Clanchef zu ihrem Statthalter bzw. Bey über die Mani ernannten.

Dem letzten Bey der Mani, Petrobey Mavromichalis aus Areopolis, gelang es jedoch, die bis dahin rivalisierenden Clans der Mani zu versöhnen und gemeinsam gegen die osmanische Herrschaft zu mobilisieren. Im März 1821 trafen sich die Clanchefs. Etwa zur selben Zeit verständigte sich der Klephtenkapetan Theodoros

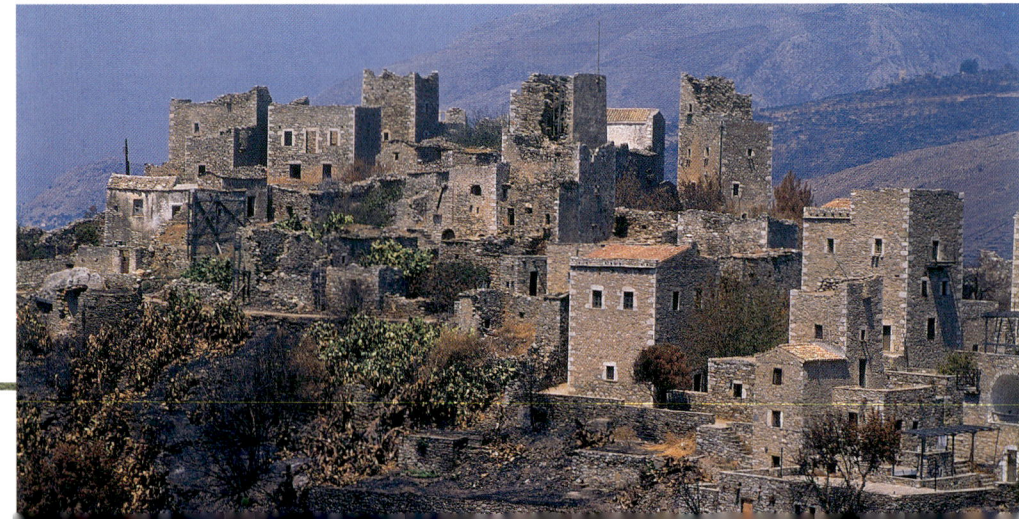

Koloktronis, ein Anführer der griechischen Freiheitskämpfer, mit Panagotis Mourtzinos, dem mächtigsten Clanchef der äußeren Mani, in dessen Festung in Kardamili. Damit waren die Weichen für die Befreiung Griechenlands gestellt.

Zusammen mit den Klephten stürmten die vereinten Clans der Mani am 23. März 1821 die türkische Garnison von Kalamata. Der berühmte Aufruf zum Aufstand, den Erzbischof Germanos von Patras unter der Platane des Klosters Avra Lava verkündete, erfolgte übrigens erst vier Tage später, am 25. März, und ist heute noch griechischer Nationalfeiertag.

Doch bald nach der Gründung des unabhängigen griechischen Staates traten neue Konflikte zutage: Die selbstbewussten Manioten wollten sich der Gewalt dieses Staates nicht beugen, für dessen Entstehung sie so engagiert gekämpft hatten, und erhoben sich gegen die neue Zentralgewalt. Auch dem von den europäischen Großmächten als griechischen König eingesetzten Otto von Wittelsbach und seinen bayrischen Truppen konnten die Manioten widerstehen. Das bayrische Regiment, das in der Mani einmarschierte, um die Wehrtürme zu besetzen und zu zerstören, wurde schließlich von den guerillaerprobten Dörflern vernichtend geschlagen.

Obwohl diese Auseinandersetzung mit dem Sieg der Manioten endete, konnten sie sich auf Dauer doch nicht der Modernisierung entziehen. Die Kluft zwischen den einzelnen Clans ver-

ringerte sich. Die örtliche Verwaltung setzte sich durch. Schulen wurden gebaut. Als ein militärischer Aufstand König Otto 1843 zwang, dem Volk eine Verfassung zu gewähren, erlebte Griechenland ein Jahr später die ersten allgemeinen Wahlen seiner langen Geschichte.

Blutrache und Ölgeschichten

Die mythische und „heldenhafte" Landschaft der Mani inspirierte Nikos Katzantzakis zu seinem Roman „Alexis Sorbas", der via Hollywood und Anthony Quinn das Griechenland-Bild einer ganzen Generation maßgeblich geprägt hat. 1917 hielt sich der griechische Nationaldichter in der Abgeschiedenheit dieser Landschaft auf und betrieb in der Bucht von Prastova zusammen mit dem mazedonischen Bergarbeiter Giorgis Sorbas ein Kohlebergwerk. Der Roman erzählt, wie eine schöne junge Witwe der grausamen Rache der Dorfbewohner zum Opfer fällt, nachdem sich ein von ihr verschmähter junger Mann im Meer ertränkt hatte.

Die Blutrache löste in der Mani oft Kämpfe zwischen Familien aus, die sich über Generationen hinzogen: Häufige Anlässe der Blutfehde waren beleidigendes Verhalten, die Verletzung der Frauenehre, die Entführung einer Braut, aber auch Viehdiebstähle und ähnliche Vergehen. Der eigentliche Grund, warum manche Familien in einen Teufelskreis von Vergehen und Vergeltung gerieten, war die moralische Verpflichtung der männlichen Familienmitglieder, den Tod eines Angehörigen durch den Tod eines Angehörigen der gegnerischen Familie zu rächen. Dabei ging es darum, „das Blut zurückzuerhalten", nicht unbedingt das des Schuldigen, sondern irgendeines Familienmitgliedes, da nach den herrschenden Vorstellungen die ganze Sippe für ein Vergehen haftete.

So häufig und blutig die vom „fürchterlichen Gesetz der Mani" bestimmten Auseinandersetzungen zwischen den Familienclans auch waren, so gab es doch ein paar „Spielregeln": Während der Zeit des Pflügens, der Aussaat, des Erntens und Dreschens sowie im Winter während der Olivenlese und des Ölpressens ruhten die Feindseligkeiten. Der beste ausländische Mani-Kenner, Patrick Fermor, schreibt dazu: „Die feindlichen Parteien schwangen dann, oft nur durch einen Feldrain getrennt, die Sichel oder klopften mit langen Stangen die Oliven von den Bäumen."

Die Arbeits- und Lebensweise, die Klagelieder und Todesriten, der Aberglaube und die Blutrache der Manioten waren Dinge, die den „zivilisierten" Europäer befremdeten. Georg Ludwig von Maurer, ein Mitglied der ersten Regierung des freien Griechenlands, bezeichnete die Manioten als „das einzige Volk in Europa, welches mittelalterliches Wesen und mittelalterliche Sitte ganz unversehrt bis in unsere Tage gebracht hätte".

Neben der Kunst, Klagelieder zu dichten und vorzutragen, wird in der Mani bei weniger traurigen Anlässen auch das Geschichtenerzählen gepflegt, zumeist in Kaffeehäusern oder auf Steinbänken vor dem Hauseingang. Da der Olivenanbau das Zentrum des maniotischen Landlebens bildet und das Olivenöl zu allen möglichen Zwecken – vom Brotbacken bis zum Seifenkochen – verwendet wird, drehen sich viele Geschichten um das Thema Öl, wie auch die folgende vom klugen Esel:

Kochen von Olivenseife

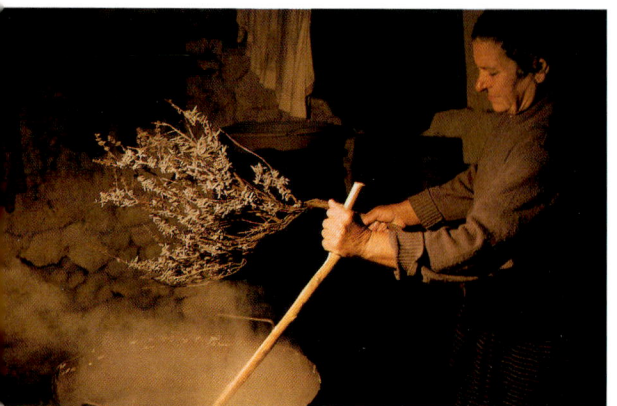

Fertige Seifenstücke

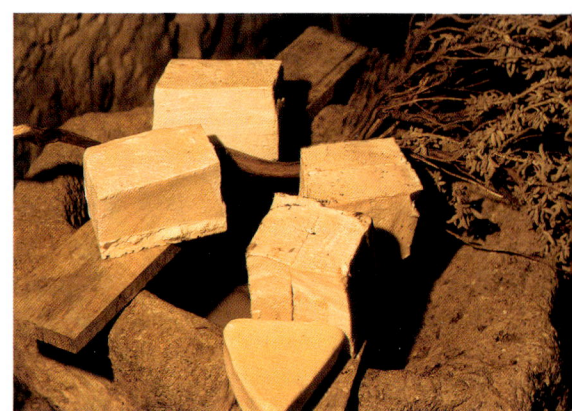

Die Yiayia – die Großmutter – hatte vor fünfzig Jahren einen Esel, ein außerordentlich schönes und kluges Tier, sie nannte ihn deswegen Apollo. Er leistete ihr treue Dienste, trug die Olivensäcke zur Ölmühle, brachte die leergepflückten Zweige zur Ziegenherde und war auch ein geduldiges Reittier, das so gut wie niemals bockte. Das Einzige, was Apollo aus der Ruhe brachte, waren die Stechmücken. Wenn sie ihm zusetzten, schrie er so laut und so erbärmlich, dass man ihn im Dorf unten noch hören konnte und sein Geschrei für vergebliches Liebeswerben hielt. Eines Tages hielt die Yiayia vor dem Haustor ein Fass Olivenöl für einen Kunden bereit. Sie war gerade in der Küche beschäftigt, da hörte sie wahrhaft wollüstige Eselsschreie. Sie lief hinaus: Apollo hatte das Fass umgestoßen, das ganze Öl war ausgelaufen und der Esel wälzte sich vor Freude stöhnend im goldenen Öl der Mani. Nachdem sich die Yiayia beruhigt hatte, bemerkte sie, dass die Stechmücken nunmehr sie umschwirrten, vom Esel aber fernblieben. Die Moral von der Geschicht': Olivenöl schützt nicht nur Esel vor Stechmücken.

In ganz Griechenland und besonders in der Mani ist man für Magie sehr empfänglich. Man glaubt, dass viele Menschen die Kraft haben, anderen böse Gedanken und Wünsche zu schicken. Viele Griechen tragen ein blaues Auge als Schmuck, um sich vor dem „bösen Blick" zu schützen. Frau Stavroula erzählt gern, wie sie als junge Frau nach einem Olivenöl-Orakel vor einer Verwünschung gerettet wurde:

Ihre Hochzeit stand gerade bevor, sie war jung und hübsch und hatte außerdem vor kurzem von einer verstorbenen Tante ein Grundstück geerbt. So viel Glück macht Neider. Deshalb verschweigt man es besser und jammert dafür um so mehr über die Widrigkeiten des Lebens. Das ist der einzig wirksame Schutz gegen den „bösen Blick". Doch Stavroula konnte es sich nicht verkneifen, einer Freundin die Schönheit ihres Hochzeitskleides zu schildern. Gerade als sie ihr die Details beschrieb, verspürte sie in der rechten Hand einen stechenden Schmerz, so stark, dass sie ihre Hand nicht mehr bewegen konnte. Da keine Verletzung zu sehen war, musste der Schmerz ihr durch den bösen Blick geschickt worden sein. Im Nachbardorf gab es eine alte Frau, die sich in diesen Dingen auskannte.

Olivenöl zur Beleuchtung der Kirchen

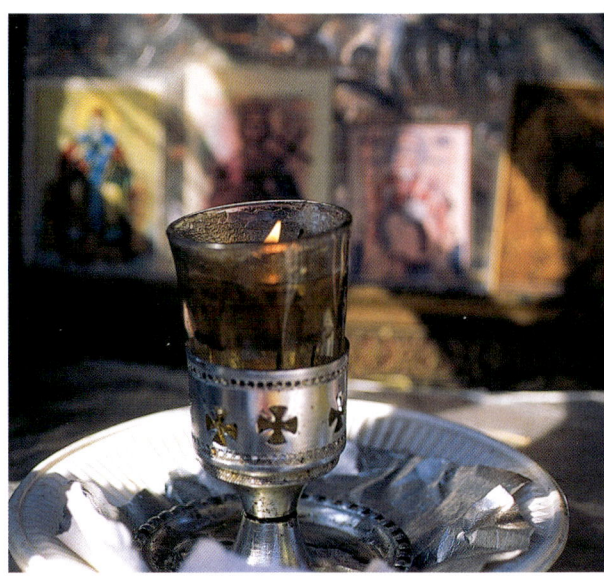

Zu Urania gingen alle, die sich von Verwünschungen verfolgt glaubten. Nachdem der Schmerz schon drei Tage lang angehalten hatte, beschloss Stavroula, die Hilfe der Alten in Anspruch zu nehmen. Urania nahm ein Glas Wasser und hieß Stavroula, konzentriert hineinzuschauen. Dann gab sie einen Esslöffel Olivenöl hinein und murmelte eine Litanei. Gegen alle Gesetze der Physik – Öl ist ja bekanntlich leichter als Wasser – senkte sich das Olivenöl auf den Grund des Glases. Das war der „Beweis": Stavroula war verwünscht worden. Das Olivenöl hatte die Wahrheit angezeigt. Nun musste Stavroula innigst die Aufhebung des Fluches herbeiwünschen. Sie starrte in das Glas, die Alte sprach ihre Beschwörungsformeln darüber – und das Öl stieg wieder an die Oberfläche. In diesem Moment verschwanden auch die Schmerzen in der Hand Stavroulas.

Mein Fazit aus diesen und vielen weiteren maniotischen Geschichten: Olivenöl war und ist im täglichen Leben der Mani ganz unentbehrlich.

Patrick Fermor und seine Freunde, zwei maniotische Bauern, diskutierten bei ein paar Gläschen Ouzo darüber, wo das beste Olivenöl der Welt zu finden sei, und einigten sich schließlich auf die äußere Mani.

Der Glücklichste unter den Sterblichen

Es war zu Anfang der 1950er-Jahre in einem Dorf der inneren Mani. Nie schien es hier heißer gewesen zu sein. Silbrige Durchblicke durch alte und halb ausgehöhlte Olivenbäume öffneten sich fächerförmig rundherum. Auf jedem Zweig schien eine Zikade zu wetzen. Ein wenig abseits graste ein Esel mit einem hölzernen Sattel auf dem Rücken, der einen Strick durch die Stoppeln schleifte … Der Schriftsteller Patrick Fermor, den es in diese damals noch völlig abgeschiedene Gegend verschlagen hatte, und seine Freunde, zwei maniotische Bauern, diskutierten bei ein paar Gläschen Ouzo darüber, wo das beste Olivenöl der Welt zu finden sei. Sie einigten sich schließlich auf die äußere Mani.

Der Engländer aber wollte es ganz genau wissen und fragte, woher denn die besten Oliven der äußeren Mani kämen. „Aus Liasinowo", antwortete der Bauer Barba Petro. Liasinowo war natürlich sein Heimatdorf. Daher ließ Fermor diese Aussage zunächst nicht als objektives Urteil gelten, sondern nur als eines der lokalen Vorurteile, die für die Bewohner der Mani durchaus typisch waren. Nach Jahren, in denen er sich viel umgeschaut hatte, kam Fermor aber zu dem Schluss, dass viel Wahres in der Aussage des Barba Petro lag. Allerdings würde Fermor „den tatsächlich haargenauen Punkt letztgültiger und unübertrefflicher Vorzüglichkeit ein wenig weiter die Küste hinuntersetzen – mehr gegen Kardamili zu, vielleicht". Und genau dort, in Pyrgos-Lefktrou, ist auch das Olivenöl-Projekt angesiedelt, das mir verständlicherweise sehr am Herzen liegt … Darüber gleich mehr.

Landschaften mit Olivenbäumen, wie sie in der äußeren Mani anzutreffen sind – die Bäume gedeihen hier auf angelegten Terrassen zwischen dem Taygetos-Gebirge und der Küste –, sind ein erhebender Anblick. Das milde Klima im Winter, zumeist mit Temperaturen über 17 °C, die Dauer und Intensität der Sonnenbestrahlung, die Hanglage und die Beschaffenheit des Bodens begünstigen das Heranreifen der begehrten Koroneiki-Olive. Diese im Südwestzipfel des Peloponnes beheimatete Olivensorte ist zwar kleiner als manche andere Sorte, das daraus gewonnene Öl aber entspricht der Qualitätsklasse extra nativ zu 100 Prozent.

Die Olivenbäume dieser Gegend wurden seit Menschengedenken nach uraltem Brauch beschnitten, um sie klein, gesund und ertragreich zu halten. Ihre Früchte werden nicht, wie in anderen Gegenden üblich, mit Stöcken heruntergeschlagen, sondern von Hand geerntet, um eine Verletzung der Oliven selbst sowie der Zweige und Schösslinge zu vermeiden. Ein Baum bringt im Durchschnitt 2 bis 4 Liter Olivenöl pro Jahresernte. Bäume mit Speiseoliven geben in einem guten Jahr 50 bis 100 Kilo. Der Olivenbaum, der hier bis in 700 m Meereshöhe wächst, ist auch heute die wichtigste Nutzpflanze der äußeren Mani. Einige hundert Bäume sichern einer Familie ihr Grundeinkommen.

Zu Anfang der 1970er-Jahre befürchtete Fermor, die zweischneidigen Segnungen des Fortschritts und der Massentourismus würden die besten Traditionen der Mani auslöschen, auch den Olivenanbau, und es wäre nur noch eine Frage der Zeit, bis das über viele Generationen überlieferte Wissen um die Herstellung dieses sagenhaften Öles vergessen sein würde: „Wird der Tag kommen, an dem das beste Öl unseres Planeten nicht mehr fließt; an dem der silberne Strick zerreißt, wie es im letzten Kapitel des Ekklesiasten heißt, und die Ölmühlen stillstehen, weil da zu wenige leben, und die Türen zur Gasse sich schließen?" Tatsächlich zeigten sich damals alarmierende Symptome, die auf eine Gefährdung der traditionellen Lebensgrundlage hindeuteten: erstens die seit drei Jahrzehnten andauernde Abwanderung qualifizierter Arbeitskräfte, die für die traditionelle Erzeugung von Olivenöl unbedingt erforderlich sind, und zweitens der in den 1960er-Jahren staatlich forcierte Übergang zu einer „modernen" Landwirtschaft mit übermäßiger Verwendung von Kunstdünger und Schädlingsbekämpfungsmitteln.

Wird der Tag kommen, an dem das beste Öl unseres Planeten nicht mehr fließt; an dem der silberne Strick zerreißt ... und die Ölmühlen stillstehen, weil da zu wenige leben ... ?
Patrick Fermor

Dass sich Fermors düstere Prophezeiung nicht verwirklicht hat, dazu hat auch das Olivenöl-Projekt (Mani-Projekt) des österreichi-

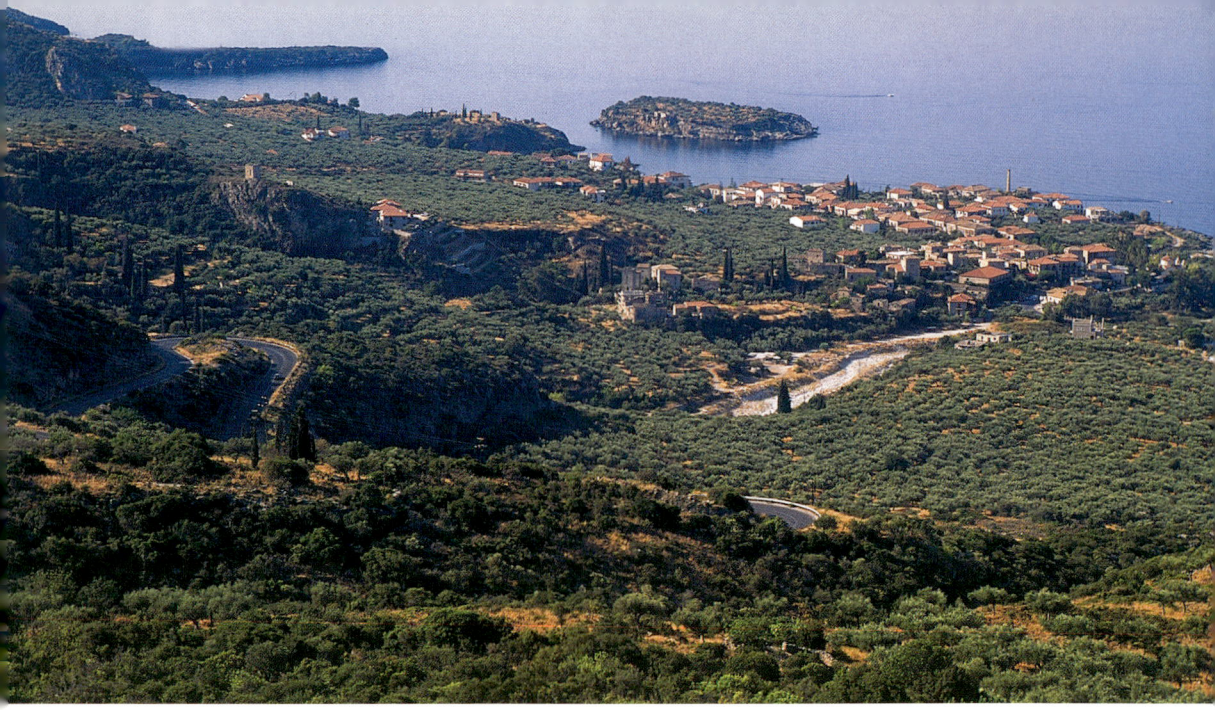

Von den Abhängen des Taygetos-Gebirges bis zur Küste: die Olivenhaine von Kardamili, äußere Mani.

schen Ehepaars Friedrich und Burgi Bläuel beigetragen, die Ende der 1970er-Jahre in der Mani heimisch wurden. Auf einer kurvenreichen Uferstraße, oberhalb der herrlichen Buchten von Stoupa, gelangt man zu einer Abzweigung, die in die Bergdörfer Neohori, Pyrgos-Lefktrou und Saidona führt. Etwas außerhalb von Pyrgos-Lefktrou zwischen alten, grauen Steinhäusern befindet sich der schmucklose Zweckbau mit Fuhrpark der Firma Bläuel. Obwohl dieser Ort nicht gerade wie ein touristisches Ausflugsziel wirkt, kommen Besucher aus aller Welt hierher, die ein gemeinsames Interesse haben: Oliven und Olivenöl. Auch der Olivenölexperte Mort Rosenblum, der die besten und berühmtesten Olivenölproduzenten des ganzen Mittel-

meerraumes besucht hat, war hier und zeigte sich sowohl von der Qualität des Öls als auch von der technischen Ausstattung der Anlage sehr angetan. Stark beeindruckte ihn auch das Motto des Projektes: „Der wichtigste Ölwechsel, den Sie in ihrem Leben machen werden."

Mit Mut und Enthusiasmus hatten sich die Bläuels in ihr Mani-Projekt gestürzt, das auch für die Gegend zum richtigen Zeitpunkt kam. Anekdoten aus „legendärer" Gründerzeit belegen den ausgeprägten Pioniergeist in der „Garagen-Phase" des Unternehmens: Die erste Ladung mit kaltgepresstem Koroneiki-Olivenöl wurde noch im eigenen PKW aus der Mani nach Wien transportiert, dort in Bierflaschen abgefüllt und handverkorkt im Freundeskreis weitergereicht. Auch vom einfachen Leben ohne elektrisches Licht und von einem selbst gebauten, batteriebetriebenen Sender als Telefonersatz ist zu hören. Und auch davon, wie Bruder Manfred den Vertrieb in der Heimat zu organisieren begann …

Die eigentlichen Probleme aber lagen woanders. In den späten 1960er-Jahren hatte die chemische Landwirtschaft auch in der Mani Fuß gefasst. Die Verwendung von Kunstdünger wurde durch Subventionen gefördert und die Bauern benutzten mehr davon, als dem Boden gut tat. Hinzu kam die Schädlingsbekämpfung mit Insektiziden und Herbiziden. Gemäß einer Verfügung des griechischen Landwirtschaftsministeriums wurden die Olivenhaine systematisch von Hubschraubern und Flugzeugen aus besprüht. Die Folge davon war nicht nur eine verminderte Qualität der landwirtschaftlichen Produkte, sondern auch ein Insektensterben (besonders der Bienen) und das Verschwinden von Vogelarten aus der Region. Der ausgeschwemmte Kunstdünger verschmutzte die Bäche, Flüsse und das Meer.

Die Betreiber des Mani-Projekts wollten zum biologischen Anbau zurückkehren. Da es damals in ganz Griechenland keinen Agraringenieur für biologischen Anbau gab, engagierten sie einen holländischen Berater und sammelten mit ihm zusammen Informationen und arbeiteten Strategien aus. Einige Bauern gingen das Risiko einer Zusammenarbeit ein und stellten Testfelder zur Verfügung. Aber der Weg zum Erfolg war fast ebenso steinig wie die Landschaft. Manche Bauern distanzierten sich nach kurzer Zeit wieder

vom Projekt und manchmal wurden die Testfelder zufällig oder absichtlich von der Luft aus besprüht. Jedes Jahr musste praktisch neu begonnen werden. Aber man sammelte Erfahrungen …

In den 1980er-Jahren setzte allmählich ein Umschwung ein. Da der wesentliche Unterschied zwischen der konventionellen und der biologischen Landwirtschaft in der Düngung und der Art der Schädlingsbekämpfung liegt, mussten vor allem in diesen beiden Bereichen Alternativen entwickelt werden. Als besonders umweltfreundlich erwies sich ein Kompostdünger, der aus Blättern, Zweigen und Ästen vom Ölbaum-Schnitt sowie aus Oliventrester und Presswasser besteht. Mithilfe dieses Düngers erhöhte sich der Humusgehalt der Böden, in manchen Gegenden von 1 bis auf 5 Prozent. Auch die Schafe, die heute wieder in den Olivenhainen weiden, tragen das ihre zur „Naturaldüngung" bei. Zur Bekämpfung der Schädlinge, in der Hauptsache der Olivenfliegen und Blütenstecher, werden ökologisch unbedenkliche Hormonfallen, Leimfallen oder Säckchen mit artspezifischem Lockstoff eingesetzt, wobei Nutzinsekten wie Bienen geschont werden.

Ganz wichtig bei der Produktion von Qualitätsöl ist auch, das Öl während und nach der Gewinnung in einem optimalen Zustand zu erhalten. Da das Öl durch Schmutz, Hitze und Licht ruiniert wird, muss man, wie Friedrich Bläuel betont, dafür sorgen, dass alle Prozesse schnell und sauber vonstatten gehen. Dies gilt für das Pflücken, den Transport zur Presse, den Pressvorgang selbst und die Lagerung. Alles muss höchsten Qualitätsansprüchen genügen: Erntetechnik, Transportmittel, Edelstahltanks, welche die Temperatur des Öls konstant halten, Filtrieranlagen, die mit Filtern aus ökologisch angebauter Baumwolle ausgestattet sind, moderne Abfüllanlagen und minimale Lagerzeiten.

Im Rahmen des Mani-Projekts ist es aber nicht nur gelungen, die Qualität des Olivenöls zu steigern. Der Bioanbau trägt auch zum Schutz der Landschaft am Fuße des Taygetos-Gebirges bei. Inzwischen kann auf den Einsatz von 500 Tonnen chemischer Dünger sowie von 800 Tonnen Insekten- und Unkrautvertilgungsmittel verzichtet werden! Das erste Dorf der Mani, das geschlossen auf biologischen Anbau umgestellt hatte, war Saidona. In seinen Olivenhainen nisten jetzt wieder verloren geglaubte Vogelarten, die Flora wurde durch Wildblumen und duftende Kräuter bereichert.

> **Im Rahmen des Mani-Projekts ist es nicht nur gelungen, die Qualität des Olivenöls zu steigern. Der Bio-anbau trägt auch zum Schutz der Landschaft am Fuße des Taygetos-Gebirges bei.**

Die erst 1991 beschlossene EU-Verordnung zum biologischen Landbau wurde im Rahmen des Mani-Projekts schon vor ihrem Inkrafttreten erfüllt. In Zusammenarbeit mit der Athener Zertifizierungsstelle DIO wurde ein detailliertes Kontrollsystem eingerichtet, das zusammen mit der projektinternen Qualitätssicherung eine hoch effektive Qualitätskontrolle des Projekts gewährleistet. Heute sind die Betreiber des Mani-Projekts in der glücklichen Lage, die örtlichen Bauern nicht mehr anwerben zu müssen. Diese stoßen aus eigener Initiative zum Projekt und werden von Fachleuten über die Düngung, den Baumschnitt und die Parasitenkontrolle beraten. Die ökologischen, wirtschaftlichen und sozialen Auswirkungen auf die Region sind sehr erfreulich. Derzeit sind 230 Familien unter Vertrag, was 20 Dörfern entspricht. Die biologisch bewirtschaftete Anbaufläche beträgt 700 Hektar, auf denen 150 000 Olivenbäume wachsen. Durch die ökologische Bewirtschaftung ihrer Olivenhaine verfügen die beteiligten Landwirte jetzt über ein gesichertes Einkommen. Der Trend, in die Städte oder ins Ausland abzuwandern, ist erstmals seit Jahren rückläufig. Der Export des Olivenöls stabilisiert die Dorfgemeinschaften in der Mani wirtschaftlich und sozial. Seit 1997 sind auch Bauern östlich des Taygetos in das Projekt einbezogen, die neben der Ölgewinnung auch Bäume für Tafeloliven – die berühmten Kalamata-Oliven – kultivieren.

Die Region erlebt in diesen Jahren einen bescheidenen wirtschaftlichen Aufschwung, die Dörfer sind wieder erfüllt von Leben und eine uralte Kulturlandschaft bleibt erhalten. Vor allem die jüngere Bevölkerung hat wieder eine Perspektive: Eine intakte Umwelt ist auch dem Tourismus förderlich, der zusätzlich Arbeitsplätze und Einkommen verheißt. Da die Ernte und die Verarbeitung der Oliven außerhalb der touristischen Sommersaison stattfinden, lassen sich beide Wirtschaftszweige miteinander verbinden.

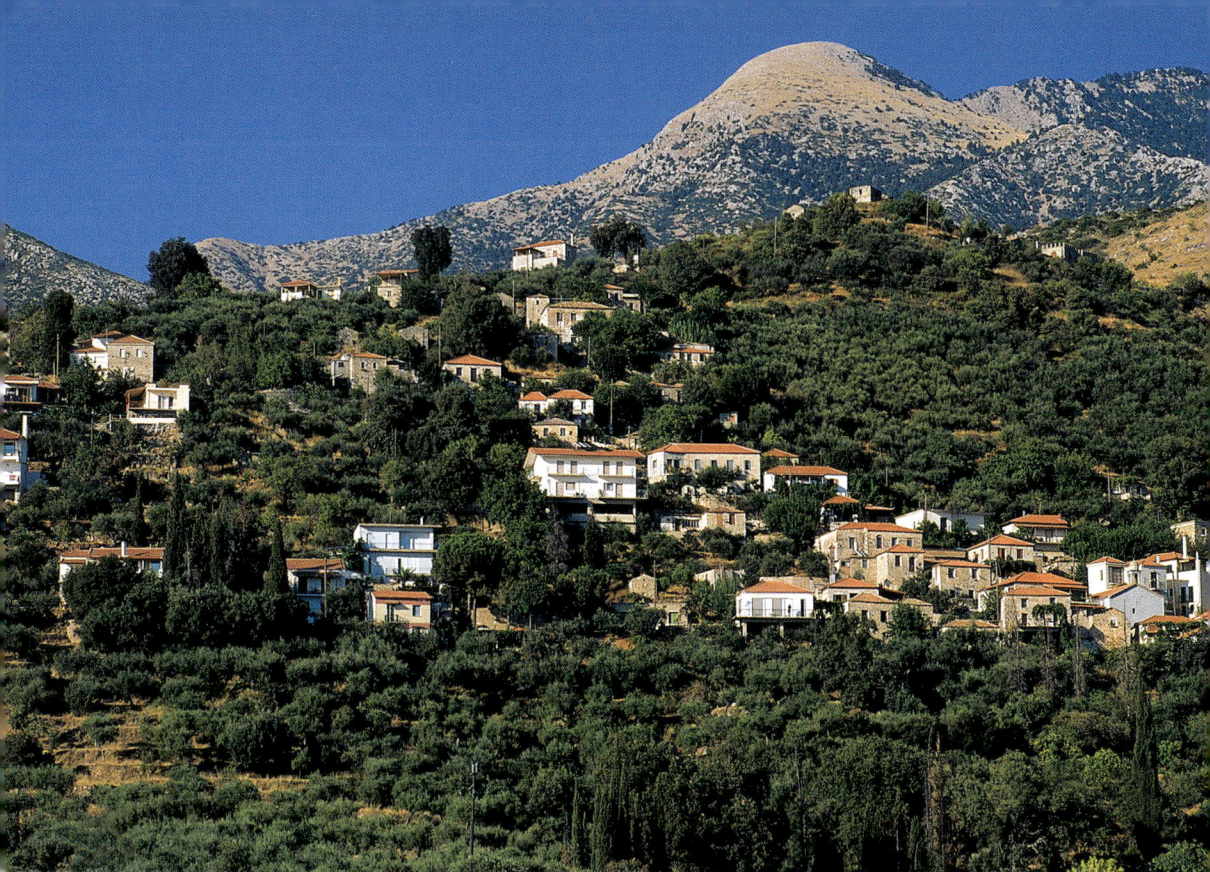

Saidona, das erste „Bio-Dorf" Griechenlands

Auf dem Peloponnes werden die Oliven von Ende November bis Anfang Februar geerntet. Nachdem sich das Leben in der Touristensaison ganz auf die Strände und Promenaden konzentriert hat und die Olivenhaine, abgesehen von Bauern, einsamen Wanderern und einzelnen, „verirrten" Touristen, unberührt geblieben sind, füllen sie sich jetzt mit Männern, Frauen und Kindern. Schwungvoll werden Planen ausgebreitet, Leitern erheben sich unter den Zweigen, Männer in Baumkronen schneiden die Äste und rebeln die reifen, violetten Oliven mit einem Handrechen ab. Sie recken ihre Arme in die Wip-

fel, um auch die äußersten Früchte noch zu erreichen. Die Oliven, die auf die Planen herabgefallen sind, türmen sich schon zu Pyramiden, werden eingesammelt, in Jutesäcken zur nächsten Straße geschleppt und auf Lastwagen schnellstens in die Ölmühle gebracht.

Ein in der Mani wie im ganzen Mittelmeerraum verbreitetes Ritual ist die Verkostung: Wenn endlich der blassgrüne Strahl des ersten Öls der Presse entströmt, tunkt man ein Stück geröstetes Brot hinein, vermählt auf diese Weise das Kostbare mit dem Köstlichen, isst es schmatzend und fühlt sich dabei als Glücklichster der Sterblichen.

Literaturliste

Allgemeines

DURRELL, LAWRENCE, Schwarze Oliven. Korfu – Insel der Phäaken, Rowohlt Taschenbuch Verlag GmbH (1102), Reinbek bei Hamburg 1968

HUXLEY, ALDOUS, Der Ölbaum, aus: Koppenfels, Werner v., Aldous Huxley, Streifzüge. Ansichten der Natur und Reisebilder, Essays I, R. Piper GmbH & Co. KG, München 1994

KÄSTNER, ERHART, Ölberge, Weinberge. Ein Griechenland-Buch, Insel-Verlag Frankfurt/Main 1974

MILLER, HENRY, Der Koloß von Maroussi. Eine Reise nach Griechenland, Rowohlt Taschenbuch Verlag GmbH (758), Reinbek bei Hamburg 1965

Fachbücher

PSILAKIS, MARIA, Psilakis, Nikos, Olivenöl. Die Kultur der Olive. Das Geheimnis zur guten Gesundheit, Hinweise zur richtigen Anwendung, Karmanor, Iraklion 1999

ROSENBLUM, MORT, Oliven. Kulturgeschichte einer göttlichen Frucht, Kabel Verlag GmbH, München 1999

SCHÄFER-SUCHARDT, HORST, Die Olive. Kulturgeschichte einer Frucht, DA Verlag Das Andere GmbH, Nürnberg 1994

VLISSER, MARGARET, Mahlzeit. Von den Erfindungen und Mythen, Verlockungen und Obsessionen, Geheimnissen und Tabus, die mit einem ganz gewöhnlichen Abendessen auf den Tisch kommen, Eichborn Verlag, Frankfurt/Main 1998

Geschichtliches

BRAUDEL, FERNAND, Das Mittelmeer und die mediterrane Welt in der Epoche Philipps II, Suhrkamp Verlag, Frankfurt/Main 1990

CLOGG, RICHARD, Geschichte Griechenlands im 19. und 20. Jahrhundert. Ein Abriß, Romiosini Verlag, Köln 1997

DALBY, ANDREW, Essen und Trinken im alten Griechenland. Von Homer bis zur byzantinischen Zeit, Philipp Reclam jun. GmbH & Co, Stuttgart 1998

DE CRESCENZO, LUCIANO, Geschichte der griechischen Philosophie. Die Vorsokratiker, Diogenes Verlag AG (21912), Zürich 1990

FERMOR, PATRICK LEIGH, Mani. Reise ins unentdeckte Griechenland, R. Piper GmbH & Co. KG, München 1960

FINLEY, MOSES, Die antike Wirtschaft, Deutscher Taschenbuch Verlag GmbH & Co. KG, München 1977

TZERMIAS, PAVLOS, Neugriechische Geschichte. Eine Einführung, Francke Verlag, Tübingen, Basel 1993

WEEBER, KARL-WILHELM, Alltag im alten Rom: ein Lexikon, Artemis & Winkler Verlag, Düsseldorf, Zürich 1997

Medizinisches

GASSER, ROBERT, Die Kreta-Diät. Mediterrane Ernährung für ein gesundes Herz, FALKEN Verlag, Niedernhausen/Ts. 1998/99

Bezugsquelle für Mani-Olivenprodukte

Ing. Manfred Bläuel
Seidengasse 32
A-1070 Wien
Tel. (von Deutschland aus): 00 43/1/5 22 08 24
Fax (von Deutschland aus): 00 43/1/5 22 08 41
E-Mail: office@mani.at